GUIDE PRATICHE

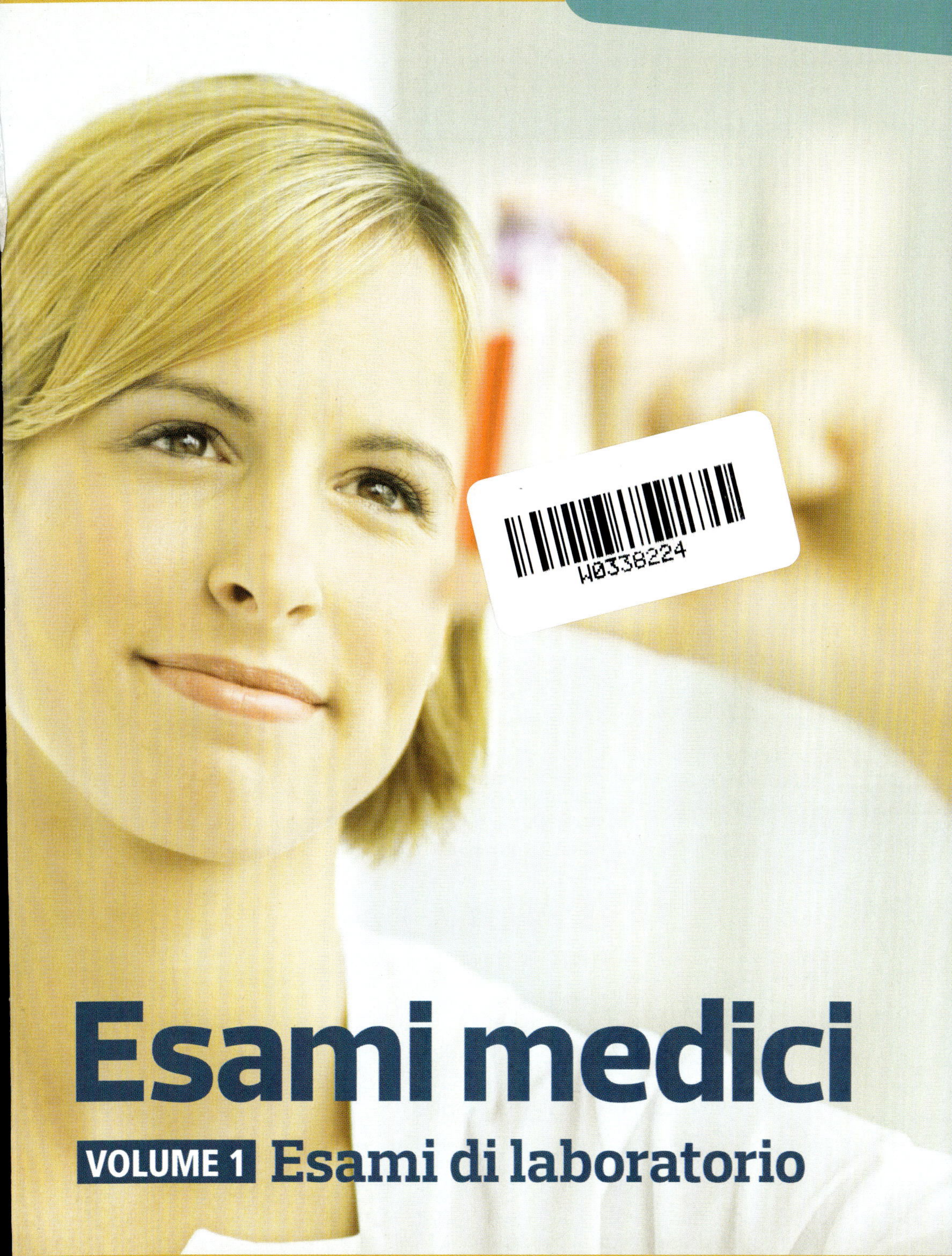

Esami medici

VOLUME 1 Esami di laboratorio

ALTROCONSUMO
Il tuo punto di forza

ESAMI MEDICI
VOLUME 1 Esami di laboratorio

Via Valassina 22 – 20159 Milano
Aggiornamenti a cura di **Raffaella Daghini (Agenzia Zadig, Milano)**

Via Valassina 22 – 20159 Milano
Testi a cura di Gian Galeazzo Riario Sforza

ISBN 978-88-95340-37-1

Coordinamento editoriale: Sonia Basili
Redazione: Chiara Olivero
Coordinamento grafico e copertina: M. Grazia Galbiati ed Eleonora Torrisi
Impaginazione: Eleonora Torrisi
Disegni: Barbara Fässler e Stefano Capodieci

Stampa: Peres-Soctip, Indústrias Gráficas, S.A.
Estrada Nacional 10, km 108,3 - Porto Alto
2135-114 Samora Correia - Portogallo

Finito di stampare nel mese di settembre 2012

GUIDE PRATICHE

Esami medici

VOLUME 1 Esami di laboratorio

ALTROCONSUMO
Il tuo punto di forza

Sommario

Introduzione

Con il continuo progresso della medicina, il medico e il paziente hanno a disposizione una quantità sempre maggiore di esami di ogni tipo che servono a iniziare o ad approfondire un percorso diagnostico per accertare la causa dei sintomi che l'ammalato riferisce al suo dottore. Il medico, naturalmente, conosce gli esami che prescrive, mentre il paziente, disorientato dai termini tecnici, spesso non sa in cosa consiste l'esame cui dovrà sottoporsi.
Questo testo è stato realizzato per fornire ai pazienti non solo uno strumento utile per capire a che cosa servono e come si svolgono gli esami diagnostici più comuni, ma anche una guida per prepararsi ad affrontarli nel modo migliore possibile.
Il testo si articola in tre capitoli dedicati ciascuno a un diverso tipo di esame che viene effettuato in laboratorio: gli esami del sangue (dal classico emocromo agli esami per la celiachia, ai test diagnostici per l'HIV), gli esami delle feci e delle urine, e altri esami, cioè accertamenti particolari non inquadrabili in alcuna delle precedenti categorie.
Per ognuno degli esami la guida cerca di dare risposta alle domande che un paziente si pone quando riceve la prescrizione: cos'è? A cosa serve? Come si fa? Inoltre vengono descritti gli accorgimenti da prendere quando ci si sottopone a un esame e come comportarsi dopo averlo eseguito, i potenziali rischi e le eventuali complicazioni in cui può incorrere chi vi si sottopone; infine si è cercato di offrire una chiave molto semplificata, per interpretarne i risultati.
È però opportuno sottolineare che questo breve compendio non può e non vuole essere un sostituto del medico di famiglia o dello specialista, che continuano a essere le figure professionali di riferimento per la prescrizione di qualunque tipo di esame e per la sua corretta interpretazione. Lo scopo delle informazioni contenute in questi capitoli, dunque, non è di incoraggiare il paziente a fare da sé, ma di fornirgli una base per fare al suo medico le domande giuste e capirne al meglio le risposte.

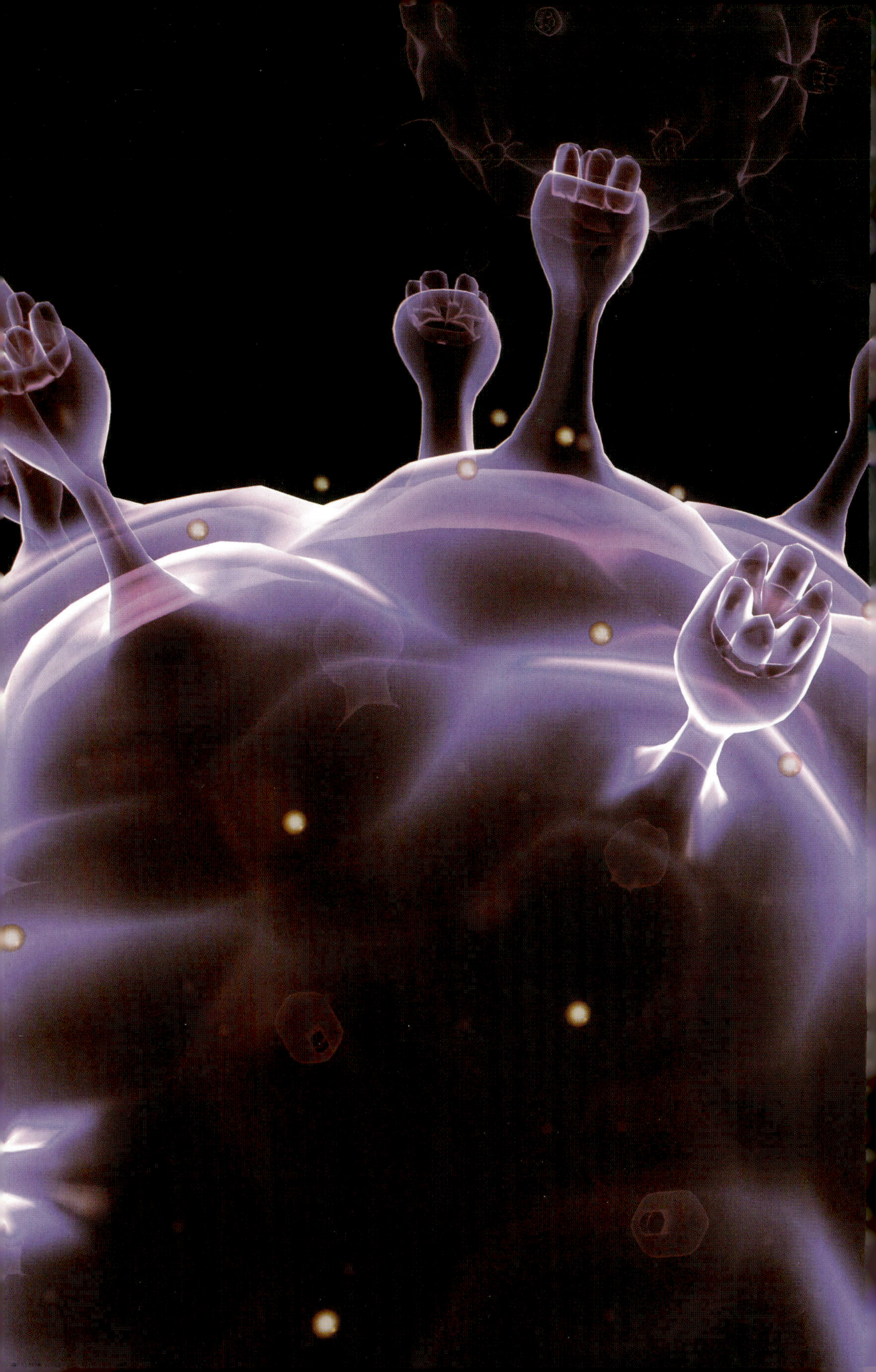

Capitolo 1

Esami del sangue

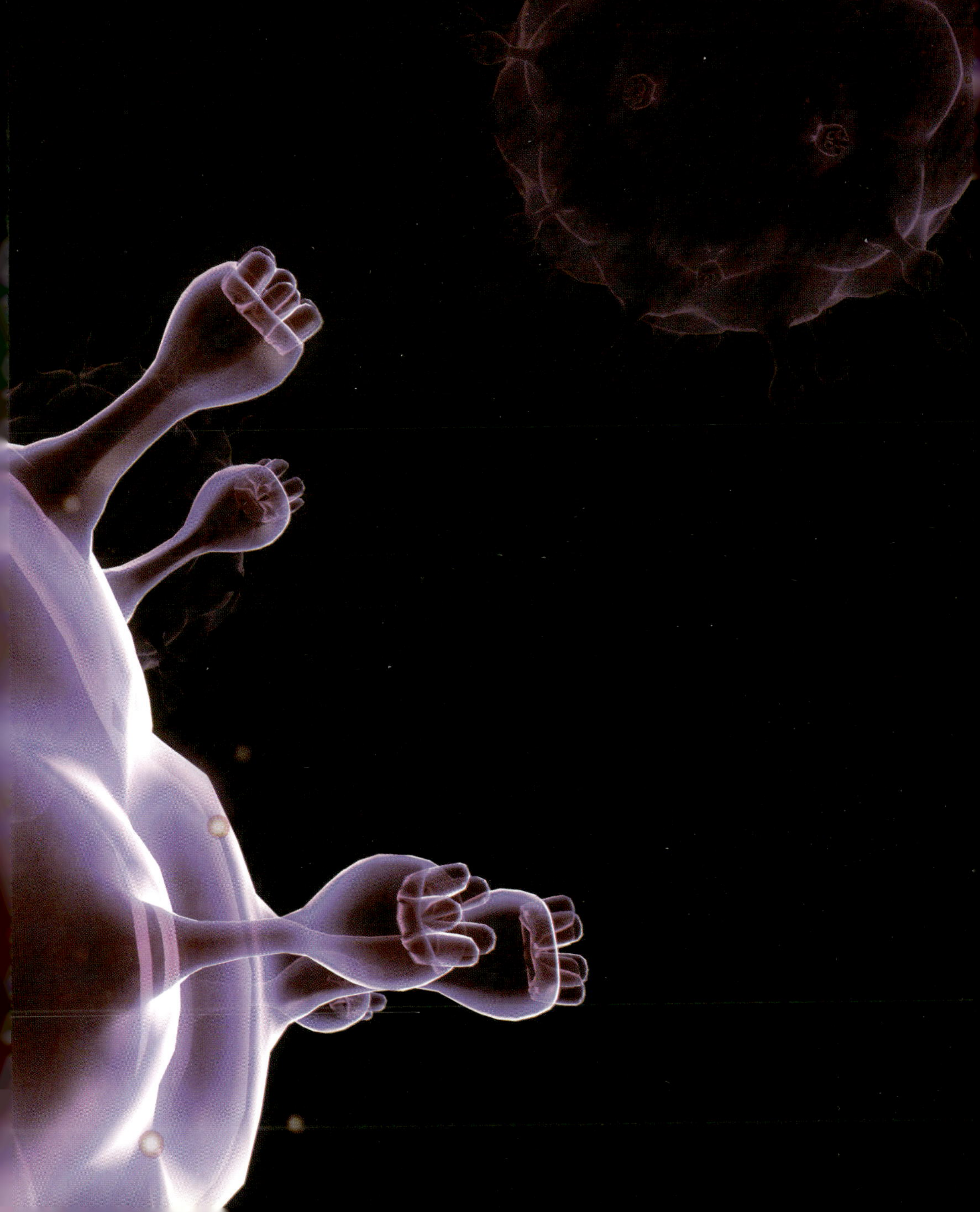

ESAMI DEL SANGUE: COSA SONO E COME AFFRONTARLI

Il sangue fornisce alle cellule dei tessuti e degli organi del corpo le sostanze nutritive e l'ossigeno necessari per la sopravvivenza e per il funzionamento dell'organismo. È costituito da una parte liquida, il plasma, che contiene diverse sostanze (enzimi, ormoni, minerali, proteine ecc.) e da una parte composta da cellule, i globuli rossi, i globuli bianchi e le piastrine.

Il sangue è quindi una fonte preziosa di informazioni per conoscere lo stato di salute di una persona.

Gli esami del sangue sono moltissimi e sono utili per diagnosticare un numero davvero elevato di malattie, in quanto consentono di individuare una grande quantità di sostanze in circolo nell'organismo e, spesso, di valutare il funzionamento degli organi.

Ma per ottenere risultati affidabili è sempre meglio sottoporsi a esami specifici. Per esempio, per scoprire se si soffre di diabete oppure se il fegato funziona bene, non si deve fare un'analisi completa del sangue, ma è preferibile scegliere alcuni esami specifici.

Sarà il medico a sceglierli, in base alla conoscenza del paziente e ai disturbi descritti. Inoltre, sono utili in molti casi per stabilire come impostare o correggere una terapia.

Nei paragrafi seguenti sono descritti i più comuni. La loro esecuzione è molto veloce e semplice, e consiste in un prelievo di sangue tramite un ago monouso, di solito da una vena dell'avambraccio o, più raramente, dal dorso della mano (prelievo venoso); in alcuni casi è necessario il prelievo da un'arteria (prelievo arterioso). Infine, in situazioni particolari, il sangue può essere prelevato dal polpastrello o dal tallone (per i neonati), con una piccola puntura.

Analisi della funzionalità renale

Si tratta di analisi che permettono di individuare eventuali disturbi del funzionamento dei reni, spesso a uno stadio iniziale e in assenza di sintomi. Le principali analisi del sangue usate per valutare la funzionalità renale sono:

- **azotemia**: determina la quantità presente nel sangue di urea, il prodotto finale del metabolismo delle proteine;

- **creatininemia**: determina la concentrazione nel sangue di creatinina, una sostanza prodotta dalla degradazione della creatina nei muscoli.

In aggiunta a queste analisi del sangue, per valutare il corretto funzionamento del rene può essere eseguito anche un esame specifico delle urine (vedi paragrafo "Clearance della creatinina" a pagina 95).

A cosa servono

Entrambi i test servono per valutare la funzionalità dei reni.
Valori di azotemia diversi da quelli di riferimento indicano un'alterazione della capacità dei reni di depurare il sangue. Se la creatinina nel sangue è alta significa che i reni non riescono a farla passare nelle urine e quindi probabilmente non svolgono bene il loro lavoro. Tuttavia, il valore della creatinina nel sangue aumenta anche con lo sviluppo della massa muscolare: quindi, se c'è il sospetto di un malfunzionamento dei reni, il medico può prescrivere uno specifico esame delle urine per valutare la capacità dei reni di filtrare la creatinina (vedi paragrafo "Clearance della creatinina" a pagina 95).

Come si fanno

Entrambi gli esami consistono in un prelievo di sangue, solitamente dalla vena di un braccio. Per favorire il prelievo, a monte della vena scelta viene stretto un laccio emostatico e la puntura viene effettuata con un ago sottile.

Prima dell'esame

Nei due giorni precedenti l'esame è bene evitare sforzi intensi, per non aumentare il rilascio della creatina dai muscoli e quindi la concentrazione della creatinina nel sangue.

Dopo l'esame

Dopo l'estrazione dell'ago per il prelievo, è necessario tenere premuto un batuffolo di cotone nella sede della puntura per almeno 1 o 2 minuti, per evitare ematomi.

Quali sono i rischi

Non ci sono particolari rischi associati all'esecuzione di questi esami. Al massimo, la puntura necessaria per il prelievo può provocare un lieve dolore.

Come interpretare i risultati

Sono considerati normali i valori di **azotemia** tra 10 e 50 mg/dl.
Valori sopra la norma possono indicare insufficienza renale, apporto eccessivo di proteine (per esempio in un'alimentazione troppo ricca di carne), perdita di proteine in caso di malattie con distruzione di tessuti.

L'insufficienza renale

È una condizione in cui i reni non funzionano come dovrebbero, svolgendo con minore efficienza la loro funzione di filtraggio e di eliminazione delle sostanze di scarto dal sangue (vedi approfondimento "I reni e l'apparato urinario" a pagina 96). Si manifesta con alcuni sintomi specifici, come urine di colore più scuro del normale o rossastre, dolore alla schiena intorno all'area dei reni, gonfiore (in particolare del viso e delle caviglie), sapore metallico in bocca.
La probabilità di sviluppare un'insufficienza renale è più alta nelle persone che soffrono di diabete e di pressione alta. Il diabete, infatti, comporta un accumulo di zuccheri nel sangue che, con il passare del tempo, possono danneggiare i vasi che portano il sangue ai reni e dai reni ai vari organi. L'ipertensione, invece, può causare insufficienza renale ma può anche, a sua volta, essere favorita da questa condizione. È importante, quindi, mantenere sotto controllo la pressione arteriosa adottando i corretti stili di vita.
Altri fattori di rischio sono l'uso eccessivo di alcol, droghe e farmaci (in particolare antinfiammatori e antidolorifici) e l'esposizione a sostanze chimiche tossiche (per esempio i metalli pesanti).
Il rischio di insufficienza renale, poi, aumenta con l'età, ed è più alto negli uomini rispetto alle donne, nelle persone che hanno avuto calcoli renali o infezioni urinarie e in quelle con familiari che soffrono di malattie renali.
È possibile, però, ridurre il rischio adottando alcune semplici misure di prevenzione, che valgono in generale e non solo per mantenere in salute i reni:

- bere molta acqua (1,5-2 l al giorno);
- limitare il consumo di sale (2 g giornalieri al massimo), perché favorisce l'ipertensione;
- non esagerare con l'alcol;
- limitare l'apporto di proteine con la dieta;
- tenere sotto controllo il proprio peso ed eventualmente seguire una dieta se si è in sovrappeso;
- fare attività fisica;
- non fumare;
- non assumere farmaci senza controllo medico.

Valori sotto il normale, invece, possono dipendere da una dieta con basso apporto di proteine, da un'epatite virale, da un malfunzionamento della ghiandola ipofisi (ipopituitarismo) o dall'uso di alcuni tipi di farmaci (a base di salicilati e glicocorticoidi).
Per quanto riguarda la **creatinina**, sono normali i valori tra 0,6 e 1,5 mg/dl. Tuttavia valori fino a 2 mg/dl possono essere normali in un atleta robusto, mentre un livello di 0,6 mg/dl può indicare un'attività renale ridotta in un anziano. Si trovano valori più alti del normale in caso di insufficienza renale acuta o cronica, di ustioni, di malattie o di grandi traumi che interessano i muscoli.
La creatinina si alza anche nelle infiammazioni dei reni (come le glomerulonefriti), nelle malattie della prostata o nei casi di afflusso ridotto di sangue ai reni dovuto a scompenso cardiaco, arteriosclerosi o diabete.
Una diminuzione rispetto ai valori normali può invece dipendere da atrofia o ipotrofia muscolare, ipotiroidismo, carcinoma prostatico, leucemia, anemia oppure gravidanza.

Trigliceridi alti sono sintomo di una dieta ricca di grassi e consumo eccessivo di alcol

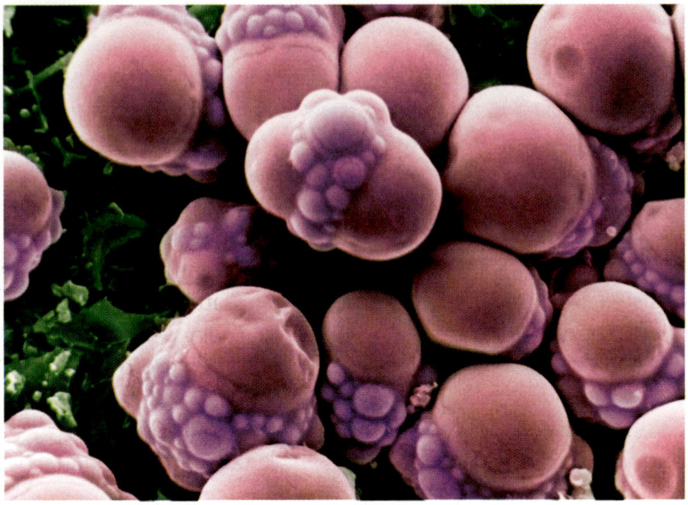

ANALISI DEL QUADRO LIPIDICO

Sono esami utili per individuare la concentrazione nel sangue di alcuni grassi (detti anche lipidi): i trigliceridi, il colesterolo totale e le sue frazioni HDL e LDL.

- I **trigliceridi** provengono soprattutto dal cibo, sono la forma di immagazzinamento dei grassi nell'organismo e costituiscono una fonte importante di energia, come le proteine e gli zuccheri.

- Il **colesterolo totale** viene assunto giornalmente con la dieta, soprattutto con gli alimenti di origine animale come la carne, il pesce e il burro, ma viene anche prodotto dall'organismo, specialmente dal fegato.

- Il **colesterolo HDL** (*High Density Lipoprotein*, lipoproteine ad alta densità) consente di eliminare il colesterolo in eccesso trasportandolo al fegato. Maggiore è il valore della frazione HDL, minore è il rischio di arteriosclerosi, cioè di deposito dei grassi nelle arterie che può causare infarto e ictus.

- Il **colesterolo LDL** (*Low Density Lipoprotein*, lipoproteine a bassa densità) è il cosiddetto "colesterolo cattivo", quello che favorisce l'accumulo di grassi sulle pareti delle arterie e quindi lo sviluppo dell'arteriosclerosi. Il livello della frazione LDL, pertanto, deve essere il più basso possibile.

A cosa servono

La determinazione dei **trigliceridi** nel sangue serve anche a calcolare la frazione LDL del colesterolo. In alcuni casi i trigliceridi possono essere alti per predisposizione ereditaria, ma la causa principale è una dieta ricca di grassi e il consumo eccessivo di alcolici.

L'aumento del **colesterolo** nel sangue può essere dovuto a molte malattie, tra cui l'ipercolesterolemia e l'iperlipidemia di origine familiare, il diabete mellito e l'ipotiroidismo. Valori ridotti possono essere legati, per esempio, all'ipertiroidismo, alle malattie del fegato, all'anemia, alla malnutrizione o all'insufficienza renale.

In particolare, la determinazione dei livelli di **colesterolo HDL** serve a valutare il rischio di infarto e di ictus.

Il livello di **colesterolo LDL**, invece, viene preso come punto di riferimento per decidere se iniziare una terapia farmacologica per ridurre i grassi nel sangue.

Come si fanno

Questi esami prevedono il prelievo di sangue da una vena del braccio.

Altri indicatori di rischio per arteriosclerosi

Oltre ai lipidi, nel sangue possono essere misurate altre sostanze, i cui livelli alterati possono indicare un rischio aumentato di arteriosclerosi.

L'omocisteina è catalogata tra i fattori di rischio indipendenti da quelli classici (colesterolo, trigliceridi, iperglicemia) per malattie cardiovascolari e anche per lo sviluppo di demenza vascolare. Livelli elevati di omocisteina comportano stress ossidativo e influenzano il metabolismo cellulare, dando luogo a fenomeni patologici come l'arteriosclerosi; inoltre interferiscono con i sistemi anticoagulanti naturali, danneggiando le pareti dei vasi sanguigni.

Il fibrinogeno è prodotto dal fegato e interviene nella coagulazione del sangue. Valori aumentati costituiscono un fattore di rischio per arteriosclerosi. Il fibrinogeno, però, è anche un indice generico di infiammazione e quindi può aumentare in un gran numero di condizioni patologiche.

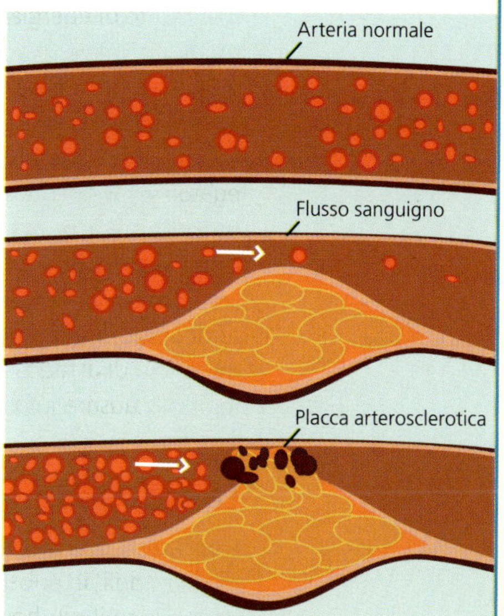

Attenzione all'alimentazione

La quantità di colesterolo introdotta con la dieta non dovrebbe superare i 300 mg giornalieri: è quindi opportuno sapere quali cibi ne contengono molto e quali poco.

Alimenti permessi:
- oli vegetali (di oliva, girasole, mais, arachidi, soia);
- albume dell'uovo;
- pasta, pane, prodotti integrali, patate, riso, polenta;
- frutta, vegetali e legumi;
- carne di tacchino, di pollo (ma non la pelle), di vitello, di manzo magro e di coniglio;
- pesce;
- latte scremato o parzialmente scremato e yogurt;
- ricotta e altri formaggi magri (cioè con meno del 20% di grassi).

Alimenti sconsigliati:
- grassi animali come pancetta, lardo, burro, strutto, panna;
- tuorlo dell'uovo;
- biscotti e dolci in genere;
- carne di maiale, di anatra, di oca, salsicce, salumi e frattaglie (cervello, fegatini, rognone);
- molluschi;
- latte intero;
- formaggi grassi (cioè con più del 42% di grassi) e semigrassi (cioè con quantità di grassi tra 20 e 42%);
- panna e gelati.

Prima dell'esame

Non è necessario adottare alcun accorgimento specifico, compreso il digiuno, prima di sottoporsi a un prelievo per la determinazione della concentrazione del colesterolo totale nel sangue.
Al contrario, per una corretta valutazione dei trigliceridi (e quindi della frazione di colesterolo LDL), è necessario evitare di assumere alcolici nelle 24 ore precedenti l'esame ed è raccomandato il digiuno a partire da 12 ore prima del prelievo. I trigliceridi, infatti, aumentano dopo i pasti (anche di 5-10 volte), con lo stress, il fumo e il consumo di alcol.
Inoltre è opportuno sospendere, dopo essersi consultati con il proprio medico, eventuali terapie con farmaci che possono alterare i livelli di trigliceridi. Tra questi rientrano, per esempio: colestiramina, corticosteroidi (cortisone), contraccettivi orali (pillola anticoncezionale), estrogeni, diuretici come la furosemide, antimicotici come il miconazolo, farmaci androgeni, eparina, steroidi anabolizzanti e acido ascorbico.

Dopo l'esame

Dopo l'estrazione dell'ago per il prelievo, è necessario tenere premuto un batuffolo di cotone nella sede della puntura per almeno 1 o 2 minuti, per evitare ematomi.

Quali sono i rischi

Non ci sono particolari rischi associati all'esecuzione di questi esami. Al massimo, la puntura necessaria per il prelievo può provocare un lieve dolore.

Come interpretare i risultati

Valori bassi di **colesterolo totale** e di **colesterolo LDL** comportano un rischio limitato o trascurabile di malattie cardiovascolari e cerebrali, e per questo sono definiti "desiderabili". Il rischio di infarto e di ictus cresce con i valori di questi due parametri.

Per quanto riguarda il **colesterolo HDL**, i livelli alti sono considerati protettivi per il cuore e per le arterie, mentre quelli bassi sono un fattore di rischio per infarto e ictus. Contrariamente a quello che accade per il colesterolo, i **trigliceridi** alti non favoriscono direttamente la formazione delle placche aterosclerotiche (cioè gli accumuli di grasso nelle arterie), e la relazione tra alti livelli di trigliceridi e aumento del rischio coronarico non è stata ancora chiaramente dimostrata.

Invece, livelli molto elevati di trigliceridi (superiori a 1.000 mg/dl) possono causare la pancreatite acuta.

Un quadro riassuntivo dei valori dei lipidi nel sangue e del livello di rischio associato è riportato nella tabella sottostante.

VALORI DELLA CONCENTRAZIONE DI LIPIDI NEL SANGUE

Lipidi	Rischio basso o effetto protettivo	Rischio moderato o valori nella norma	Rischio elevato
Colesterolo totale	Inferiori a 200 mg/dl	Tra 200 e 239 mg/dl	Superiori a 240 mg/dl
Colesterolo LDL	Inferiori a 130 mg/dl	Tra 130 e 159 mg/dl	Superiori a 160 mg/dl
Colesterolo HDL	Superiori a 60 mg/dl (protettivi)	Tra 40 e 50 mg/dl per gli uomini; Tra 50 e 60 mg/dl per le donne	Inferiori a 45 mg/dl
Trigliceridi	Inferiori a 200 mg/dl	Tra 200 e 400 mg/dl	Superiori a 400 mg/dl

L'epatite è un'infiammazione del fegato provocata da un virus

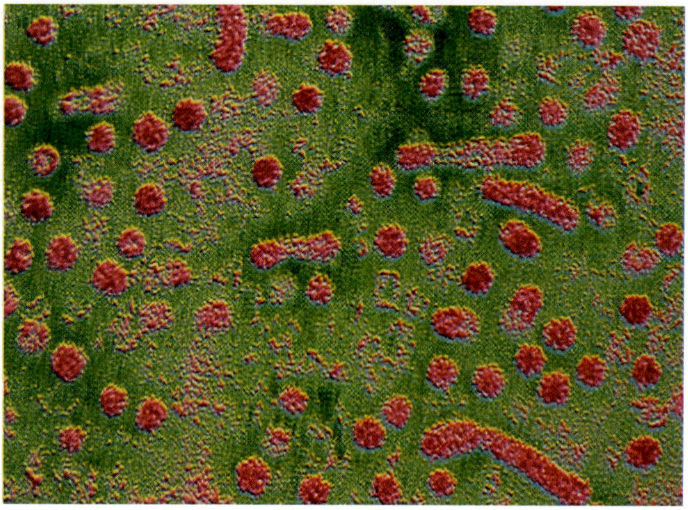

Dosaggio dei marker per l'epatite

Si tratta di esami del sangue effettuati per verificare se è avvenuto in passato o se è in corso il contagio da parte di uno dei virus che provocano l'epatite. Questi esami consentono di individuare gli antigeni (cioè le piccole parti del virus che restano nel sangue) e gli anticorpi che il sistema immunitario della persona infettata produce per combattere il virus, indicatori (marker) di contagio in corso oppure avvenuto in un qualunque momento della vita precedente a quello dell'esame.
Gli esami per l'epatite più diffusi sono:

- ricerca degli anticorpi anti-epatite A (di tipo IgG e IgM);
- ricerca dell'antigene HbsAg e degli anticorpi anti-epatite B (di tipo HBc, HBc IgM, Hbe e Hbs);
- ricerca degli anticorpi anti-epatite C.

A cosa servono

Questi test sono importanti quando i sintomi e i risultati degli esami specifici (vedi paragrafo "Prove di funzionalità epatica" a pagina 63) suggeriscono la possibilità di un'infiammazione del fegato, per capire se la causa è un'epatite e di che tipo.
Inoltre, la presenza o l'assenza di questi indicatori permette anche di seguire nel tempo l'andamento della malattia, che può guarire, diventare cronica o risolversi dal punto di vista dei sintomi, restando però silente (in questo caso si dice che la persona è "portatore sano").

In particolare questi esami possono dare indicazioni di diverso tipo:

- la **ricerca degli anticorpi anti-epatite A di tipo IgG e IgM** permette di capire se la persona che si sottopone all'esame è entrata in contatto, anche nel passato, con il virus; in particolare, la presenza di anticorpi IgM indica che l'infezione è in corso;

- la **ricerca dell'antigene HbsAg e degli anticorpi anti-epatite B** di tipo HBc, HBc IgM, Hbe e Hbs permette di stabilire non solo se è avvenuto il contagio, ma anche in che fase si trova la malattia;

- la **ricerca degli anticorpi anti-epatite C** individua un avvenuto contatto con il virus in un momento qualsiasi della vita ma non può indicare se la malattia è in corso o meno.

Il test per la diagnosi dell'epatite B è condotto anche su tutte le donne in gravidanza nel corso del terzo trimestre (vedi approfondimento "Epatite B in gravidanza" a pagina seguente).

Come si fanno

Questi esami prevedono il prelievo di sangue da una vena del braccio.

Prima dell'esame

Non è necessaria alcuna preparazione specifica per eseguire questi esami, anche se talvolta è consigliato il digiuno. L'eventuale assunzione di farmaci non influisce sui risultati.

Dopo l'esame

Dopo l'estrazione dell'ago per il prelievo, è necessario tenere premuto un batuffolo di cotone nella sede della puntura per almeno 1 o 2 minuti, per evitare ematomi.

Quali sono i rischi

Non ci sono particolari rischi associati all'esecuzione di questo esame. Al massimo, la puntura necessaria per il prelievo può provocare un lieve dolore.

Le epatiti

L'epatite è un'infiammazione del fegato provocata da un virus. Le forme virali più diffuse sono cinque: A, B, C, D, E. Le epatiti A ed E si trasmettono attraverso alimenti infetti e acqua contaminata, mentre per le altre tre forme il contagio avviene attraverso il sangue (per esempio nel caso di scambio di siringhe, trasfusioni ecc.), la saliva o le secrezioni durante i rapporti sessuali.
I sintomi sono per la maggior parte comuni alle diverse forme di epatite e si manifestano dopo un periodo d'incubazione anche piuttosto lungo. I principali sono: difficoltà digestive, malessere generale spesso accompagnato da febbre, mancanza di appetito, senso di pesantezza all'addome e comparsa di ittero.
L'epatite A è la forma da cui si guarisce più facilmente, mentre l'epatite C è quella che più spesso diventa cronica.

Epatite B in gravidanza

Se una donna incinta ha contratto il virus dell'epatite B, la malattia può essere trasmessa dalla madre al bambino durante tutto il corso della gravidanza, anche se il passaggio attraverso la placenta è poco probabile. Di solito, infatti, la trasmissione avviene durante il parto, quando il bambino entra in contatto con il sangue e le secrezioni della madre nel canale del parto.
Nel corso del terzo trimestre di gravidanza, quindi, la futura madre effettua un esame per la ricerca degli anticorpi dell'epatite B: se risulta positiva, al momento della nascita il bambino viene trattato con immunoglobuline e non subisce alcun danno.

Come interpretare i risultati

In tutti i casi, un esito negativo segnala l'assenza di anticorpi dell'epatite e quindi di contagio.
Un risultato positivo indica invece che la persona è entrata in contatto con il virus in passato oppure che l'infezione è in corso. In particolare, per l'**epatite A**, in caso di risultato positivo, la presenza o meno degli anticorpi di tipo IgM permette di capire se l'infezione è ancora in corso (risultato positivo) o se invece il contagio è avvenuto in passato, ma al momento la malattia non è presente. Questo perché gli anticorpi di tipo IgM sono presenti solo per un tempo limitato dall'infezione, mentre quelli IgG restano nel sangue per tutta la vita.
Nel caso dell'**epatite B**, un risultato positivo per la ricerca dell'antigene HbsAg indica la presenza dell'infezione, ma non dice se la malattia è ancora presente o se il soggetto è guarito ma è un portatore sano. Se invece l'antigene non è presente, ma l'esame è positivo per l'anticorpo anti-epatite B di tipo Hbs, questo indica che la persona è guarita oppure è stata vaccinata.
Per l'**epatite C**, l'esame è in grado di dire se sono presenti anticorpi contro il virus, quindi se l'infezione è stata contratta o meno in un momento qualsiasi della vita, ma non in quale momento della sua evoluzione si trova.

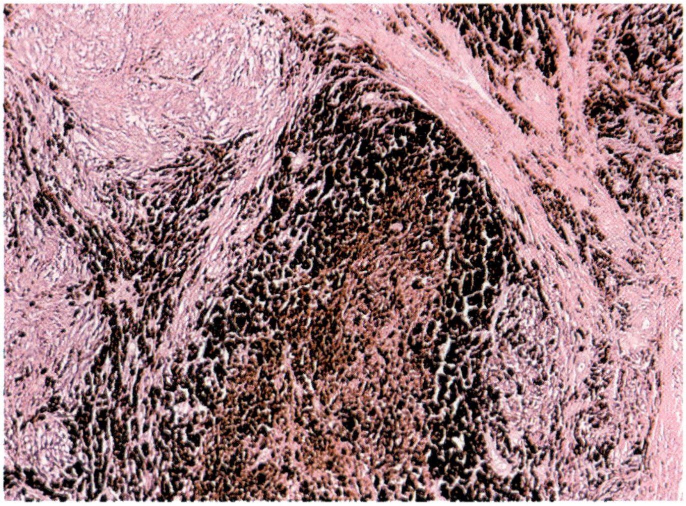

L'S 100 è utilizzato per monitorare il paziente operato di melanoma

Dosaggio dei marker tumorali

È un esame che permette di valutare la quantità presente nell'organismo di alcune proteine (enzimi e ormoni) che possono essere rilasciate nel sangue dalle cellule tumorali (ma non solo), o dall'organismo come risposta alla malattia.

A cosa serve

Il dosaggio di queste sostanze nel sangue è utile per seguire l'andamento clinico di un tumore, perché permette di valutare l'efficacia della terapia o di individuare l'eventuale ripresa della malattia.
È importante, però, ricordare che la positività di un marcatore non indica necessariamente la presenza di un tumore: valori lievemente alterati possono essere dovuti a infiammazioni spesso non riconducibili a un organo specifico. I principali marcatori tumorali sono:

- **alfa-fetoproteina (AFP)**: negli adulti l'aumento di questa proteina nel sangue può indicare la presenza di un tumore del fegato, ma il suo livello si innalza anche, in maniera fisiologica, durante la gravidanza. Nel caso di tumori del testicolo o dell'ovaio, l'AFP viene misurata per seguire lo sviluppo della malattia e per valutare l'efficacia del trattamento;

- **antigene carcinoembrionario (CEA)**: valori elevati di questa sostanza indicano la possibile presenza di neoplasie del tratto intestinale, specie del colon-retto. La sua misurazione è utile anche per valutare l'efficacia della terapia e la presenza di eventuali recidive dopo il trattamento. Viene utilizzato anche per il monitoraggio dei tumori polmonari. I livelli sono moderatamente elevati anche in presenza di colite ulcerosa, poliposi del colon, cirrosi, epatite e spesso nei forti fumatori;

- **calcitonina (CT)**: è utilizzato per la diagnosi precoce del carcinoma midollare della tiroide; inoltre, poiché è molto sensibile e specifico, viene impiegato anche per valutare il rischio nei familiari dei pazienti con questo tumore, che si trasmette geneticamente.
Infine, il dosaggio della calcitonina è utile per controllare l'eventuale ricomparsa del tumore nei pazienti operati;

- **CA 19-9 (GICA)**: è associato soprattutto a cancro gastrointestinale, ma un innalzamento dei suoi livelli può indicare anche infiammazioni croniche del pancreas, del fegato e dell'intestino. Una concentrazione nel sangue molto elevata può indicare un tumore del pancreas;

- **CA 15-3**: è prodotto normalmente dalle cellule della mammella e aumenta in presenza di cancro del seno, specie nei casi di malattia avanzata o in presenza di metastasi;

Screening: quando e perché

In Italia la mortalità dovuta ai tumori si sta riducendo, sia per via della promozione di appropriati stili di vita sia per la diffusione dei programmi di screening di massa, diretti alle persone sane con determinate caratteristiche, che consentono di diagnosticare un eventuale tumore in una fase precoce, quindi più facilmente curabile.
Gli esami di screening si distinguono, quindi, dagli esami per la ricerca dei marker tumorali descritti in questo paragrafo, perché i primi sono effettuati sulla popolazione generale, mentre i secondi sono prescritti nelle persone con malattia sospettata o conclamata.
Attualmente, in Italia i test di screening raccomandati sono: la mammografia (per la diagnosi precoce del tumore della mammella), il Pap-test (per il tumore della cervice uterina), la ricerca del sangue occulto nelle feci e la rettosigmoidoscopia (per il tumore del colon-retto). Questi test sono quelli che si sono dimostrati efficaci nella diagnosi precoce dei tumori; in altri casi, invece, i test di screening non sono consigliati perché individuano dei fattori di rischio che non sempre portano all'effettivo sviluppo di un tumore, ma comportano trattamenti inutili per il paziente. Inoltre è importante considerare che i test di screening non danno risultati certi, ma possono dare risultati falsi positivi (cioè l'esame indica la presenza di un tumore ma la persona in realtà è sana) o falsi negativi (in questo caso la persona è malata ma il test dà esito negativo).
In ogni caso, prima di sottoporsi a un esame di questo tipo è importante parlare con il medico per chiarire i benefici e i rischi.

- **CA 125**: è specifico dei tumori dell'ovaio, ed è particolarmente utile per valutare la risposta alla terapia;

- **frammento 21-1 della citocheratina 19 (cyfra 21-1)**: è utile come marcatore di diversi tipi di tumore polmonare e i suoi livelli nel sangue sono tanto più alti quanto più il tumore è esteso e aggressivo. Valori superiori al normale possono anche dipendere da altre malattie polmonari, per esempio le infezioni acute. Il suo dosaggio è utile anche per predire la risposta alla terapia antitumorale in corso;

- **gonadotropina corionica umana (beta-HCG)**: l'aumento di questo ormone è tipico dell'inizio della gravidanza. Negli altri casi, valori elevati di questa sostanza possono essere dovuti a neoplasie dell'ovaio e del testicolo. Infine, il suo dosaggio è fondamentale per la diagnosi e il monitoraggio del corioncarcinoma, un tumore maligno piuttosto raro che coinvolge i villi coriali, cioè la parte fetale della placenta;

- **enolasi neurone specifica (NSE)**: compare nel sangue in presenza di diversi tipi di tumore, ma consente di diagnosticare solo la variante a piccole cellule del tumore polmonare e i tumori neuroendocrini. È molto utile per valutare la risposta del paziente al trattamento;

- **antigene prostatico specifico (PSA)**: è prodotto dalla prostata ed è presente normalmente nel liquido seminale, in una concentrazione che aumenta con l'età. Valori superiori alla norma possono indicare la presenza di prostatite e iperplasia prostatica, mentre livelli molto elevati possono far sospettare una neoplasia;

- **S 100**: è utilizzato per seguire nel tempo il paziente operato di melanoma, in quanto un suo aumento dopo l'asportazione chirurgica del tumore indica la ripresa della malattia. È utile anche per valutare l'efficacia della terapia;

- **antigene del carcinoma a cellule squamose (SCC)**: è un marcatore dei tumori della cervice uterina, del polmone e dell'esofago, ma è più utile per valutare l'efficacia della terapia che non per diagnosticare il tumore;

- **tireoglobulina (TG)**: serve per individuare eventuali metastasi nei pazienti sottoposti all'asportazione chirurgica di un tumore della tiroide. Un aumento della sua concentrazione può dipendere anche dalla presenza di ipertiroidismo o di tiroiditi tossiche;

- **cromogranina A**: è utile per diagnosticare i tumori neuroendocrini (per esempio il feocromocitoma, il neuroblastoma, il carcinoide intestinale e il tumore polmonare a piccole cellule), ma anche per tenere sotto controllo l'andamento della terapia;

- **antigene polipeptidico tissutale (TPA)**: i suoi valori nel sangue aumentano in presenza di tumori dello stomaco, del polmone, del colon, del retto e del pancreas.
È considerato un indice di proliferazione delle cellule tumorali, ma aumenta anche in caso di infiammazioni acute e croniche, di cirrosi epatica e di epatite.

Come si fa

L'analisi è effettuata su un campione di sangue o, nel caso della gonadotropina corionica umana (beta-HCG), di urine.
Il sangue viene prelevato di solito da una vena del braccio.

Prima dell'esame

È necessario restare a digiuno dalla mezzanotte del giorno precedente il prelievo di sangue.
Nel caso della beta-HCG, è sufficiente raccogliere un campione delle prime urine del mattino in un apposito contenitore sterile, da consegnare in laboratorio.

Dopo l'esame

Dopo l'estrazione dell'ago per il prelievo di sangue, è necessario tenere premuto un batuffolo di cotone nella sede della puntura per almeno 1 o 2 minuti, per evitare ematomi.

Quali sono i rischi

Non ci sono particolari rischi associati all'esecuzione di questo esame. Al massimo, la puntura necessaria per il prelievo può provocare un lieve dolore.

Come interpretare i risultati

I valori di riferimento (cioè quelli considerati normali) possono variare da un laboratorio a un altro; inoltre il significato di un esame alterato può essere valutato solo nel quadro più generale dello stato di salute del paziente.

La presenza o meno di un tumore, infatti, viene ipotizzata in caso di superamento di un valore soglia che deriva dal calcolo statistico dei livelli del marcatore tumorale in persone sane, di solito donatori di sangue.

In caso di tumore già diagnosticato, invece, livelli più alti del normale indicano una scarsa efficacia del trattamento in corso, mentre la ricomparsa di alte concentrazioni durante il monitoraggio può segnalare la presenza di metastasi o la ripresa della malattia.

L'elettroforesi delle proteine permette di dosare la quantità di proteine nel plasma

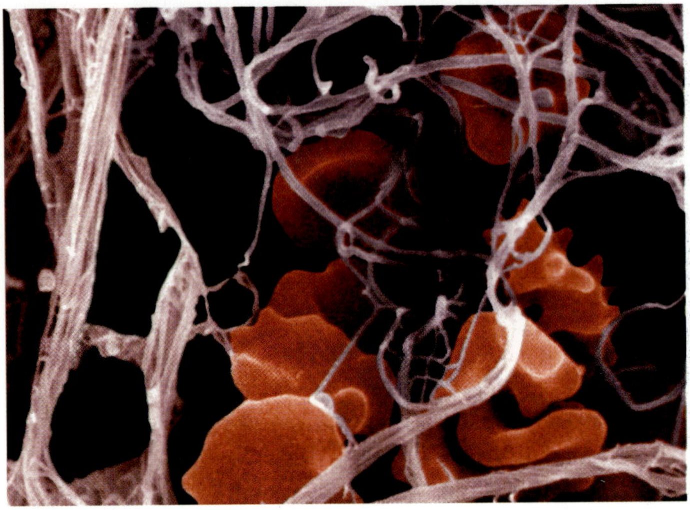

Elettroforesi delle proteine

È un esame che permette di dosare la quantità di proteine presenti nella parte liquida del sangue (il **plasma**). Il dosaggio si ottiene mettendo il campione all'interno di un campo elettrico dove le proteine "migrano", cioè si separano formando diversi raggruppamenti distanziati tra loro, detti bande.
In base alla loro disposizione, le proteine si suddividono in due categorie principali: l'**albumina** e le **globuline**, a loro volta classificate in alfa, beta e gamma globuline (queste ultime dette anche immunoglobuline o anticorpi – vedi approfondimento "Gli anticorpi" a pagina 28).

A cosa serve

Il dosaggio delle proteine del plasma fornisce importanti indicazioni per individuare diverse malattie o danni all'organismo, tra cui lesioni del rene, cirrosi, diabete, tumori e ustioni. Infatti, le proteine che si trovano nel sangue sono prodotte dal fegato, oppure sono rilasciate dalle cellule del sistema immunitario. Quindi la presenza di concentrazioni alterate può indicare un'anomalia nel funzionamento di alcuni organi.
L'esame viene usato anche per la diagnosi di una malattia maligna delle cellule del sangue chiamata mieloma multiplo, specie in presenza di sintomi come dolori delle ossa, anemia e fratture senza cause apparenti. Infine, l'elettroforesi è utile per identificare e se-

guire nel tempo le malattie infiammatorie e autoimmuni, le infezioni croniche e acute, i disturbi del sistema immunitario (detti **gammapatie**, vedi approfondimento "Le gammapatie monoclonali" in fondo alla pagina) e le condizioni di malnutrizione.

Come si fa

L'esame consiste in un prelievo di sangue da una vena del braccio. Il campione viene "trattato" in modo da separare la frazione contenente le cellule da quella liquida, all'interno della quale vengono poi individuate le diverse proteine.

Prima dell'esame

È opportuno il digiuno a partire dalla sera prima del prelievo ed evitare qualsiasi esercizio fisico intenso nei giorni immediatamente precedenti.
Gli antibiotici possono influire sul risultato dell'esame, quindi è meglio non sottoporsi al prelievo se si stanno prendendo questi farmaci.

Dopo l'esame

Dopo l'estrazione dell'ago per il prelievo, è necessario tenere premuto un batuffolo di cotone nella sede della puntura per almeno 1 o 2 minuti, per evitare ematomi.

Le gammapatie monoclonali

Dette anche "gammopatie monoclonali", sono malattie in cui il sistema immunitario produce una quantità eccessiva di immunoglobuline, cioè anticorpi, in assenza di un reale pericolo per l'organismo. La loro concentrazione nel siero del sangue cresce, e questo aumento può essere rilevato con l'elettroforesi delle proteine, perché è caratterizzato da un'anomalia tipica nella banda gamma (da qui il nome), dove "migrano" le immunoglobuline.
Le gammapatie monoclonali possono essere permanenti o transitorie, possono essere associate ad altre malattie oppure asintomatiche.
Non sempre, però, le anomalie di questo tipo indicano una condizione di malattia. In particolare, le cosiddette "gammapatie monoclonali di incerto significato" possono essere individuate casualmente durante un esame di routine in persone perfettamente sane (nel 5% degli adulti e nell'11% degli ultrasessantenni), e in una piccola percentuale di casi possono evolversi in senso maligno. Se dopo 5 anni, però, la concentrazione anomala resta invariata, è improbabile un'evoluzione in negativo. In ogni caso, al controllo annuale andrebbe aggiunto il dosaggio della beta2 microglobulina nel sangue.

Gli anticorpi

Detti anche immunoglobuline (Ig), gli anticorpi sono proteine presenti nel sangue e negli altri liquidi corporei; sono prodotte da un tipo particolare di globuli bianchi (chiamati linfociti B) all'interno di vari organi e hanno il compito di difendere l'organismo da agenti infettivi come virus, batteri e parassiti e, in generale, dagli antigeni, cioè organismi considerati estranei dal sistema immunitario, cioè il sistema che regola le difese dell'organismo.
Riconoscendo gli antigeni, gli anticorpi si legano a essi; in questo modo favoriscono l'azione dei macrofagi, le cellule che hanno il compito di distruggere gli elementi estranei all'organismo. L'azione degli anticorpi si esercita, in alcuni casi, contro componenti cellulari dell'organismo stesso, che vengono riconosciute come estranee e attaccate. In questo caso si parla di malattie autoimmuni.
Esistono diversi tipi di immunoglobuline, indicati con le lettere dell'alfabeto (IgA, IgD, IgE, IgG, IgM).

Quali sono i rischi

Non ci sono particolari rischi associati all'esecuzione di questo esame. Al massimo, la puntura necessaria per il prelievo può provocare un lieve dolore.

Come interpretare i risultati

Una concentrazione di proteine totali nel plasma di 6-8 g/dl è considerata normale. I valori nella norma per le principali proteine del plasma sono riportati nella tabella a fianco.

PROTEINE NEL PLASMA

Tipo di proteina	Valori normali
Albumina	3,6-4,9 g/dl
Alfa1 globuline	0,2-0,4 g/dl
Alfa2 globuline	0,4-0,8 g/dl
Beta globuline	0,6-1 g/dl
Gamma globuline	0,9-1,4 g/dl

Valori aumentati o ridotti per ogni tipo di proteina possono indicare un gran numero di malattie o disturbi, tra cui malattie infiammatorie croniche, malattie dei reni e del fegato, alcune malattie ereditarie, anemia e diabete.
Le alfa1 e le beta globuline si alzano e l'albumina si abbassa in gravidanza.

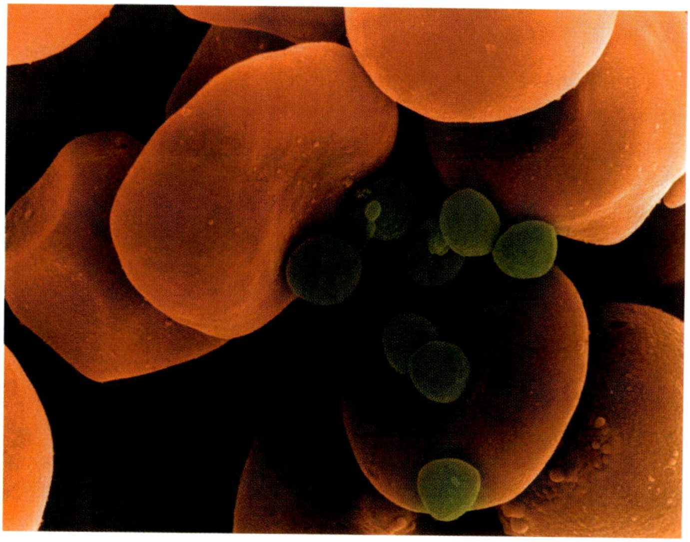

I globuli rossi trasportano l'ossigeno dai polmoni ai tessuti e l'anidride carbonica dai tessuti ai polmoni

Emocromo

Chiamato anche **esame emocromocitometrico**, è un test di laboratorio che, attraverso il prelievo di un campione di sangue venoso, analizza il tipo e il numero delle **cellule del sangue**: globuli rossi, globuli bianchi e piastrine:

- i **globuli rossi** sono chiamati anche eritrociti; sono prodotti dal midollo osseo e hanno un ruolo importante nel garantire il rifornimento di ossigeno ai tessuti. Infatti hanno il compito di trasportare l'ossigeno dai polmoni verso i tessuti del corpo e l'anidride carbonica dai tessuti ai polmoni;

- i **globuli bianchi**, detti anche leucociti, sono cellule coinvolte nella risposta immunitaria, cioè hanno il compito di difendere l'organismo da virus, batteri, funghi, parassiti, e in generale da elementi estranei. Nel sangue sono presenti cinque tipi di globuli bianchi: i più numerosi sono i neutrofili, seguiti dai linfociti, dai monociti, dagli eosinofili e dai basofili;

- le **piastrine**, infine, non sono vere e proprie cellule ma minuscoli corpuscoli presenti nel sangue, che hanno un ruolo molto importante nel processo di emostasi, cioè nella coagulazione del sangue. Infatti, in presenza di ferite o traumi, le piastrine si aggregano bloccando l'emorragia.

A cosa serve

Questo esame fornisce informazioni sullo stato di salute generale; inoltre aiuta il medico a scoprire la presenza di alcune malattie responsabili di anomalie specifiche della forma e del numero delle cellule del sangue. Per questo motivo l'emocromo è il test più richiesto in assoluto e viene prescritto sia come esame di routine sia quando si sospettano malattie come anemie, infezioni, emorragie, infiammazioni o tumori del sangue quali leucemie o linfomi.

Come si fa

L'esame può essere eseguito su un campione di sangue prelevato da una vena, generalmente del braccio, oppure su una goccia di sangue capillare prelevato con una lancetta appuntita dal polpastrello di un dito o dal piede di un neonato. Il sangue viene poi depositato in una provetta con una sostanza che ne impedisce la coagulazione e conservato a temperatura ambiente fino al momento dell'esame. Oggi i laboratori di analisi hanno in dotazione macchine sofisticate che analizzano un campione in pochi secondi, fornendo anche numerosi indici utili per stabilire se esistono anomalie delle cellule del sangue.

Cosa si misura

Con l'esame emocromocitometrico è possibile determinare i valori di diversi parametri relativi alle particelle del sangue.

- **Numero complessivo di cellule del sangue**: comprende i globuli rossi (detti anche eritrociti), i globuli bianchi (o leucociti) e le piastrine (o trombociti).
- **Formula leucocitaria**: indica la percentuale dei vari tipi di globuli bianchi.
- **Concentrazione di emoglobina**: indica la presenza della proteina contenuta nei globuli rossi che trasporta l'ossigeno ai tessuti dell'organismo.
- **Ematocrito**: è il volume dei globuli rossi in 100 ml di sangue.
- **MCV** (*Mean Corpuscolar Volume*): misura il volume medio dei globuli rossi.
- **RDW** (*Red blood cells Distribution Width*): è un indicatore dell'omogeneità dei globuli rossi.
- **MCH** (*Mean Cell Hemoglobin*): è la quantità di emoglobina contenuta in media in un globulo rosso.
- **MCHC** (*Mean Corpuscular Hemoglobin Concentration*): indica la concentrazione media dell'emoglobina all'interno di un globulo rosso.
- **MPV** (*Mean Platelet Volume*): è la misura del volume medio delle piastrine.

Prima dell'esame

Non è necessaria alcuna preparazione specifica per questo esame.

Dopo l'esame

Dopo l'estrazione dell'ago per il prelievo, è necessario tenere premuto un batuffolo di cotone nella sede della puntura per almeno 1 o 2 minuti, per evitare ematomi.

Quali sono i rischi

Non ci sono particolari rischi associati all'esecuzione di questo esame. Al massimo, la puntura necessaria per il prelievo può provocare un lieve dolore.

VALORI DELLE CELLULE DEL SANGUE	
Tipo di cellula	**Valori normali**
Globuli bianchi	4-11.000/µl (per microlitro)
Globuli rossi	4,5-5,9 milioni/µl (nell'uomo); 4-5,5 milioni/µl (nella donna)
Piastrine	150-400 mila/µl

Come interpretare i risultati

Una diminuzione dei **globuli rossi** indica un'anemia, e le informazioni date dall'emocromo sulla quantità di emoglobina e sul volume dei globuli rossi (più grandi o più piccoli del normale) aiutano a capire di che anemia si tratta. Un aumento del numero di queste cellule, invece, si verifica in genere nelle situazioni di ipossia, cioè di scarsa disponibilità di ossigeno, come accade in alcune malattie polmonari croniche.

Un aumento dei **globuli bianchi** indica la possibile presenza di varie malattie, tra cui le infezioni, le infiammazioni o i tumori del sangue. La loro riduzione, invece, causa una diminuzione delle difese immunitarie che lascia l'organismo esposto alle infezioni, come si verifica negli stati immunodepressivi.

Grazie a un ulteriore parametro, la **formula leucocitaria** (vedi approfondimento "Cosa si misura" a pagina 30), si possono analizzare i diversi gruppi di globuli bianchi: questo è utile per capire se l'infezione è dovuta a batteri, virus o altri microrganismi.

Infine, anche le **piastrine** possono essere aumentate o ridotte ed entrambe le condizioni possono alterare la coagulazione (vedi paragrafo "Test di coagulazione" a pagina 71).

I valori considerati normali per le cellule del sangue sono riportati nella tabella in alto.

EMOGASANALISI

Consiste in un prelievo di sangue che consente l'analisi di alcuni parametri che possono essere alterati in caso di disturbi respiratori o metabolici. L'emogasanalisi è l'unico esame che permette di valutare la necessità di prescrivere la terapia con ossigeno nei pazienti con insufficienza respiratoria.

A cosa serve

Questo esame è fondamentale per valutare l'efficienza del sistema respiratorio, perché permette di misurare le quantità di ossigeno e di anidride carbonica nel sangue, e le loro variazioni. La riduzione dell'ossigeno o l'aumento dell'anidride carbonica, infatti, si verifica in caso di insufficienza respiratoria. Altri parametri misurati sono il pH (cioè il grado di acidità del sangue), i livelli di bicarbonato nel sangue e la saturazione percentuale di emoglobina ossigenata.
Tutti questi parametri sono alterati nel caso dell'insufficienza respiratoria acuta o cronica, ma anche quando sono presenti malattie del metabolismo come il diabete mellito, l'insufficienza renale, l'embolia polmonare e lo scompenso di cuore.

Come si fa

Il campione di sangue può essere prelevato dal lobo dell'orecchio o dal dito; in quest'ultimo caso si parla di **emogasanalisi capillare**, più spesso usata nei neonati e nei bambini (vedi disegno a fianco). Negli adulti, invece, il sangue viene prelevato da un'arteria periferica del braccio, di solito la brachiale alla piega del gomito o la radiale al polso, oppure dall'arteria femorale all'inguine. In questo caso si parla di **emogasanalisi arteriosa**. Nei pazienti che devono fare questo esame molto spesso, per esempio chi soffre di una grave insufficienza respiratoria ed è in trattamento acuto, viene applicato un piccolo catetere arterioso dotato di rubinetto, per evitare punture ripetute e rendere più semplice il prelievo.

L'emogasanalisi capillare si effettua soprattutto nei neonati e nei bambini

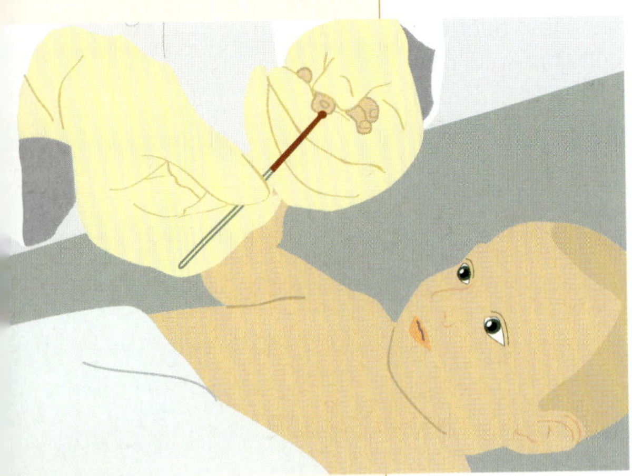

Prima dell'esame

Non è necessaria alcuna preparazione specifica per questo esame.

Dopo l'esame

Dopo l'estrazione dell'ago per il prelievo, è necessario tenere premuto un batuffolo di cotone nella sede della puntura per almeno 1 o 2 minuti, per evitare ematomi.
È opportuno evitare sforzi fisici intensi con il braccio utilizzato per il prelievo per le 24 ore successive all'esame.

VALORI DELL'EMOGASANALISI

Parametro misurato	Valori normali
Quantità (pressione) di ossigeno arteriosa (PaO_2)	80-100 mm/Hg (millimetri di mercurio)
Quantità (pressione) di anidride carbonica arteriosa ($PaCO_2$)	38-42 mmHg
pH arterioso	7,38-7,42
Saturazione di emoglobina ossigenata (SaO_2)	95-100%
Bicarbonato arterioso	20-27 mEq/l (milliequivalenti per litro)

Quali sono i rischi

L'esame non comporta rischi rilevanti, anche se il prelievo arterioso è leggermente più doloroso di un prelievo venoso. In caso di prelievi ripetuti nello stesso punto o effettuati da mani poco esperte, può comparire un ematoma nel tessuto circostante l'arteria, a causa dello stravaso di sangue.

Come interpretare i risultati

La quantità di ossigeno nel sangue diminuisce naturalmente con il progredire dell'età, ma un calo associato a una variazione della quantità di anidride carbonica può indicare un'anomalia respiratoria. Entrambi i valori sono bassi in presenza di una malattia del polmone detta fibrosi polmonare, oppure di un versamento pleurico.
Se la quantità di ossigeno è bassa, ma quella di anidride carbonica è normale, è possibile che sia presente una malattia dei polmoni o dei bronchi, come l'asma o la broncopneumopatia cronica ostruttiva (BPCO). L'insufficienza respiratoria, invece, può causare la riduzione della quantità di ossigeno e il contemporaneo aumento del valore dell'anidride carbonica. La terapia con ossigeno fa aumentare entrambi i valori.
I valori considerati normali per i parametri misurati con l'emogasanalisi sono riportati nella tabella in alto.

ESAMI DI FUNZIONALITÀ PANCREATICA

Sono esami che prevedono la misurazione nel sangue dei livelli di alcuni enzimi (cioè proteine che accelerano le reazioni chimiche che avvengono nell'organismo) prodotti dal pancreas.
Gli enzimi pancreatici dosati nel sangue sono l'amilasi e la lipasi:

- l'**amilasi** è un enzima che scinde gli zuccheri a catena lunga in zuccheri a catena corta (disaccaridi); contribuisce quindi al processo digestivo degli alimenti. L'amilasi che si trova nel sangue è prodotta soprattutto dal pancreas e dalle ghiandole salivari. Le amilasi sono di due tipi: le alfa-amilasi presenti nei vegetali e nella maggior parte degli animali, uomo compreso; le beta-amilasi presenti nei batteri e in pochi animali;

- la **lipasi** è un enzima che scinde i trigliceridi (che costituiscono circa il 95-98% dei grassi alimentari, o lipidi) in glicerolo e acidi grassi. La principale fonte di lipasi è il pancreas, ma esistono altri tipi di questo enzima, per esempio la lipasi gastrica e quella enterica.

A cosa servono

Questi esami servono a diagnosticare le malattie del pancreas, in particolare la pancreatite, che può essere acuta o cronica, un'infiammazione che si manifesta con un forte dolore all'addome o nei quadranti superiori, aggravato dai movimenti e talvolta dai respiri e alleviato dalla posizione seduta o dalla flessione del busto. Nella pancreatite acuta i livelli di lipasi aumentano un po' più tardi di quelli dell'amilasi e rimangono elevati più a lungo.
Di solito vengono prescritti entrambi gli esami per avere informazioni più specifiche.

Come si fanno

Questi esami consistono in un prelievo di sangue venoso, solitamente da una vena alla piega del gomito, sull'avambraccio o sul dorso della mano. In alcuni casi il livello di amilasi può essere determinato anche nelle urine (amilasuria) o nei fluidi corporei come la saliva, il liquido pleurico (cioè il liquido nel torace prodotto in caso di malattie polmonari o pleuriche) o il liquido ascitico (cioè il liquido nell'addome prodotto nelle malattie del fegato).

Prima dell'esame

Non è necessaria alcuna preparazione particolare per affrontare questi esami. È importante considerare, però, che l'assunzione di farmaci come oppiacei, antidepressivi, cortisonici e contraccettivi orali, può interferire con il corretto dosaggio di questi enzimi.

Dopo l'esame

Dopo l'estrazione dell'ago per il prelievo, è necessario tenere premuto un batuffolo di cotone nella sede della puntura per almeno 1 o 2 minuti, per evitare ematomi.

Quali sono i rischi

Non ci sono particolari rischi associati all'esecuzione di questi esami. Al massimo, la puntura necessaria per il prelievo può provocare un lieve dolore.

Come interpretare i risultati

I valori di riferimento per questi enzimi nel sangue variano a seconda della tecnica di analisi utilizzata dai diversi laboratori, dell'età e del sesso del paziente e della popolazione scelta come riferimento. In ogni caso, l'intervallo di riferimento (che indica i valori valutati nella norma in base ai parametri considerati dal laboratorio) viene indicato nel referto.

Valori di amilasi più alti della norma possono indicare una pancreatite acuta o cronica, ma anche malattie infiammatorie delle ghiandole salivari, ulcera peptica, ostruzione intestinale, peritonite, appendicite acuta, calcoli biliari, aneurisma dell'aorta, ipotiroidismo, traumi cerebrali, insufficienza renale. Livelli aumentati compaiono anche quando è presente la parotite epidemica, una malattia infettiva nota anche con il nome di orecchioni, in gravidanza e in caso di abuso di alcol.

Un calo dei valori, invece, può indicare epatite virale acuta, cirrosi epatica o necrosi del pancreas.

Nel caso della lipasi, i valori aumentano in presenza di pancreatite acuta e cronica, carcinoma del pancreas, occlusioni del dotto pancreatico, ulcera gastrica perforata nel pancreas, colecistiti, perforazione intestinale, gastroenteriti virali e in tutti i processi infiammatori, infettivi o tumorali delle ghiandole salivari. La lipasemia può risultare alterata anche quando si assume una terapia anticoagulante orale e dopo un'anestesia.

ESAMI ENDOCRINOLOGICI

Sono esami che servono a diagnosticare malattie o disfunzioni delle ghiandole endocrine, cioè quelle che producono e rilasciano nel sangue gli ormoni, le sostanze che regolano il funzionamento di altre ghiandole, degli organi e degli apparati (vedi approfondimento "Le ghiandole endocrine" a pagina seguente).
Gli esami specifici per la tiroide sono trattati nel paragrafo "Esami per la tiroide" a pagina 45; in questa sezione, invece, sono presentati gli esami utili per valutare il funzionamento dell'ipofisi, delle paratiroidi e delle ghiandole surrenali.

A cosa servono

Attraverso questi esami si possono evidenziare delle anomalie nel funzionamento delle ghiandole endocrine che possono indicare la presenza di diverse malattie o sindromi. La valutazione dei risultati è complessa, perché spesso i valori dei diversi ormoni sono tra loro collegati a causa di un meccanismo di feedback, in base al quale l'aumento della produzione di un ormone "periferico" (come quelli prodotti dalla tiroide e dalle paratiroidi, dalle ghiandole surrenali, dalle gonadi ecc.) determina la riduzione della concentrazione dell'ormone centrale che ne stimola la produzione e viceversa.

Come si fanno

Questi esami prevedono il prelievo di sangue da una vena del braccio. Nel caso della valutazione della riserva di diversi ormoni prodotti dall'ipofisi, si effettua un test di tolleranza all'insulina, che consiste nella somministrazione per via endovenosa di insulina, tireotropina e ormone di rilascio delle gonadotropine (GnRH), e nella misurazione a intervalli frequenti dei valori di glucosio, cortisolo, somatotropina, tireotropina, prolattina, ormone luteinizzante e ACTH.

Prima dell'esame

Nella maggior parte dei casi, non è necessaria alcuna preparazione specifica per eseguire questi esami.
Alcuni test sono preceduti dalla somministrazione di sostanze stimolanti o inibenti o prevedono la sospensione dell'assunzione di alcuni farmaci. In ogni caso, vista la complessità di questi esami, lo specialista endocrinologo che li prescrive indicherà, in base al caso specifico, la necessità di accorgimenti particolari per affrontare l'esame.

Le ghiandole endocrine

La regolazione ormonale dell'organismo è un meccanismo molto complesso, che ha il suo fulcro in quello che viene chiamato asse ipotalamo-ipofisario. L'ipotalamo è la parte del cervello che rappresenta la "cabina di regia" di tutto il sistema endocrino. Ecco le caratteristiche delle principali ghiandole endocrine.

L'**ipotalamo** si trova tra i due emisferi del cervello; oltre agli ormoni che regolano il funzionamento dell'ipofisi, produce l'ossitocina (che controlla le contrazioni uterine) e l'adiuretina (ADH, che controlla l'escrezione di acqua).

L'**ipofisi** si trova alla base del cervello e produce diversi importanti ormoni:
– l'ormone della crescita (somatotropina, GH) stimola la crescita delle ossa;
– la prolattina stimola la produzione del latte materno;
– la tireotropina (TSH) agisce sulla tiroide;
– l'ormone adrenocorticotropo (ACTH) agisce sulle ghiandole surrenali;
– l'ormone follicolostimolante (FSH) stimola la formazione dell'ovulo o degli spermatozoi;
– l'ormone luteinizzante (LH) stimola l'ovulazione e la formazione del corpo luteo nella donna.

L'**epifisi** si trova nella parte posteriore del cervello ed è responsabile della produzione della melatonina, che regola l'alternanza del sonno e della veglia.

La **tiroide** si trova nel collo, sotto la laringe; produce la tiroxina, che stimola e regola il metabolismo, e la calcitonina, che impedisce la perdita di calcio dalle ossa.

Le **paratiroidi** si trovano dietro la tiroide e producono l'ormone paratiroideo (o paratormone, PTH), che regola il metabolismo e attiva la vitamina D.

Le **ghiandole surrenali** si trovano sopra ciascun rene e producono diversi ormoni:
– l'aldosterone, che regola l'equilibrio dei sali e dell'acqua;
– il cortisolo, che controlla il metabolismo dei grassi, delle proteine e degli zuccheri;
– l'adrenalina e la noradrenalina, che aumentano la frequenza cardiaca, provocano la dilatazione o la restrizione di alcuni vasi sanguigni e aumentano la concentrazione di zuccheri nel sangue.

Le **gonadi**, cioè le ovaie e i testicoli, producono gli ormoni sessuali femminili (progesterone ed estrogeni) e maschili (androgeni, in particolare il testosterone).

Il **pancreas** produce l'insulina, che elimina il glucosio dal sangue, e il glucagone, che stimola la trasformazione del glicogeno in glucosio.

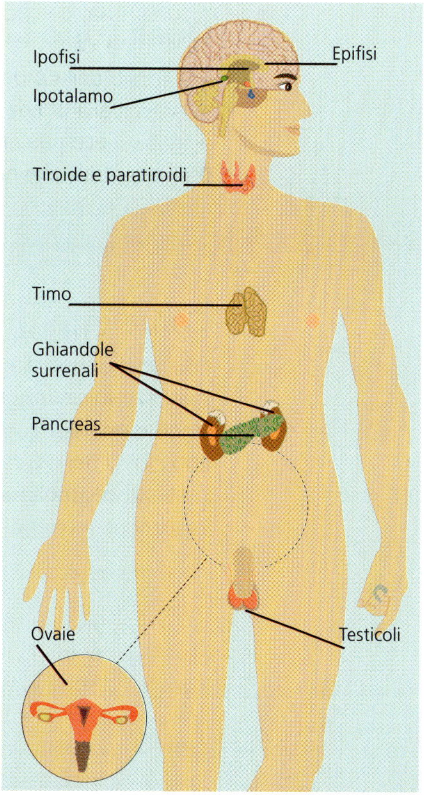

Il dosaggio degli ormoni in menopausa

L'ormone coinvolto nella definizione della condizione di menopausa è l'ormone follicolostimolante (FSH) che, insieme all'ormone luteinizzante (LH), entrambi prodotti dall'ipofisi, stimola le gonadi di entrambi i sessi a produrre spermatozoi, ovuli e alcuni steroidi sessuali. In particolare, nella donna regola la maturazione del follicolo e la produzione di estrogeni, nell'uomo sostiene la maturazione degli spermatozoi. Nelle donne con più di 45 anni, nelle quali il ciclo mestruale è interrotto da almeno 6 mesi, il dosaggio del FSH è utile per fornire la conferma definitiva della menopausa; infatti, un valore di FSH aumentato rispetto al normale indica un deficit ovarico.

Dopo l'esame

Dopo l'estrazione dell'ago per il prelievo, è necessario tenere premuto un batuffolo di cotone nella sede della puntura per almeno 1 o 2 minuti, per evitare ematomi.

Quali sono i rischi

Nella maggior parte dei casi, non ci sono particolari rischi associati all'esecuzione di questi esami. Al massimo, la puntura necessaria per il prelievo può provocare un lieve dolore.
Il test di tolleranza all'insulina è potenzialmente pericoloso per gli anziani, i diabetici e i cardiopatici e deve essere quindi effettuato in presenza di un medico.

Come interpretare i risultati

I dosaggi ormonali nel sangue sono esami complessi e la loro interpretazione non è facile, a causa del ritmo periodico della loro produzione da parte delle ghiandole e dei meccanismi che collegano tra loro i livelli dei diversi ormoni nel sangue.
I risultati devono quindi essere valutati nel loro insieme dallo specialista endocrinologo.

Esami per il ferro

Questi esami mirano a valutare la quantità di ferro presente nell'organismo e il suo metabolismo. Il ferro, infatti, è il minerale presente in maggiore quantità nelle cellule del sangue ed è necessario per la sintesi dell'emoglobina, la proteina che, all'interno dei globuli rossi, trasporta l'ossigeno dai polmoni ai tessuti dell'organismo.
Nel sangue, il ferro è prevalentemente legato alle proteine: una parte è legata all'emoglobina, un'altra frazione alla transferrina e viene trasportata dal fegato e dall'intestino agli altri tessuti; infine, una parte rappresenta la riserva per l'organismo (ferro legato alla ferritina e all'emosiderina).
Gli esami per il ferro sono:

- la **sideremia**, cioè la concentrazione di ferro nel sangue;
- la **transferrina sierica**, che valuta la capacità dell'organismo di trasportare il ferro, misurando la quantità di transferrina nel sangue;
- la **ferritina**, che misura la quantità di ferro a disposizione, attraverso il dosaggio della ferritina.

A cosa servono

Questi esami servono per valutare la quantità di ferro a disposizione dell'organismo individuando eventuali carenze, che possono essere dovute, per esempio, ad anemia (vedi approfondimento dedicato a pagina seguente), oppure alterazioni del metabolismo di questa sostanza.
Questi esami non fanno parte degli accertamenti di routine, ma sono prescritti (spesso in associazione tra loro), per confermare il sospetto di disturbi legati a una presenza o a un metabolismo anomalo del ferro. Questo può accadere, per esempio, in caso di valori alterati dell'emoglobina o dell'ematocrito (vedi paragrafo "Emocromo" a pagina 29).

Come si fanno

Tutti gli esami consistono in un prelievo di sangue dalla vena di un braccio. Il campione viene poi analizzato in laboratorio per la determinazione del livello di ferro o per il dosaggio delle proteine.

Prima dell'esame

Nel caso della sideremia è opportuno effettuare l'esame a digiuno, possibilmente al mattino, quando i livelli di ferro sono più alti.

L'anemia

È una condizione che si manifesta quando il livello di emoglobina totale nel sangue si riduce; in questo caso i tessuti dell'organismo ricevono una minore quantità di ossigeno.
La causa più comune di anemia è la carenza di ferro, elemento essenziale per la sintesi dell'emoglobina, per esempio a seguito di emorragie acute o croniche (anche degli organi interni): in questi casi, infatti, la perdita di sangue riduce i depositi di ferro a disposizione dell'organismo.
Un altro tipo di anemia, l'anemia emolitica, è causata da una condizione di eccessiva fragilità dei globuli rossi, dovuta ad alterazioni genetiche o del sistema immunitario.
Nel caso delle anemie da carenza di ferro, una volta eliminata la causa dell'eventuale sanguinamento, possono essere assunti dei prodotti farmacologici a base di ferro per ripristinare i depositi. Anche l'alimentazione ha grande importanza sia nella prevenzione sia nella cura dell'anemia: le carni rosse, il fegato, i legumi, la frutta secca e i vegetali a foglia verde sono gli alimenti più ricchi di ferro.
Bisogna però considerare che il ferro contenuto negli alimenti viene assimilato dall'organismo in quantità ridotta e molto lentamente e che gli alimenti ricchi di vitamina C (come la verdura e la frutta, in particolare gli agrumi) ne favoriscono l'assorbimento.

Inoltre è necessario evitare di assumere supplementi di ferro nelle 24 ore precedenti l'esame, che potrebbero alterare i risultati. Meglio evitare qualsiasi esercizio fisico intenso nei giorni immediatamente precedenti il prelievo.
Per gli altri esami non sono necessari particolari accorgimenti.

Dopo l'esame

Dopo l'estrazione dell'ago per il prelievo, è necessario tenere premuto un batuffolo di cotone nella sede della puntura per almeno 1 o 2 minuti, per evitare ematomi.

Quali sono i rischi

Non ci sono particolari rischi associati all'esecuzione di questi esami. Al massimo, la puntura necessaria per il prelievo può provocare un lieve dolore.

Come interpretare i risultati

I valori considerati normali per i parametri misurati con gli esami per il ferro sono riportati nella tabella a pagina seguente.
Il **livello di ferro nel sangue** si riduce naturalmente con l'età, se si segue una dieta povera di ferro e spesso nel corso della gravidanza e dell'allattamento. Tuttavia, valori al di sotto della norma possono indicare anche la presenza di malattie di tipo diverso: anemia, emorragia, diabete, alcune malattie infettive o insufficienza renale. Livelli di ferro al di sopra della norma, invece, possono comparire in presenza di alcune malattie genetiche, come la emocromatosi o le talassemie, di epatite virale, di leucemie. L'assunzione di estrogeni o della pillola anticoncezionale può far alzare il valore ottenuto dalla sideremia.
I risultati dell'esame della **transferrina sierica** non danno indicazioni significative se considerati da soli, e per questo devono essere interpretati nel quadro complessivo degli altri esami per il ferro. In generale, comunque, un valore alto può indicare una carenza di ferro, mentre valori bassi possono essere dovuti all'emocromatosi, a

un'anemia causata da infezione o da malattia cronica oppure a una cirrosi epatica. Infine, la **ferritina** alta può essere indicativa di malattie del fegato, emocromatosi, infezioni, ma anche di alcuni tumori e malattie autoimmuni come il lupus e l'artrite reumatoide. Livelli al di sotto della norma possono essere dovuti a carenza di ferro o di vitamina C. Anche in questo caso, il risultato va valutato nel quadro complessivo di tutti gli esami per il ferro.

VALORI DEI PARAMETRI DEGLI ESAMI PER IL FERRO

Parametro misurato	Valori normali
Sideremia	75-160 µg/dl (microgrammi per decilitro) negli uomini; 60-150 µg/dl nelle donne
Transferrina sierica	200-300 mg/dl (milligrammi per decilitro)
Ferritina	20-300 ng/ml (nanogrammi per millilitro) negli uomini; 20-120 ng/ml nelle donne

ESAMI PER LA CELIACHIA

Sono esami che servono per individuare nel sangue alcuni anticorpi, la cui presenza consente di diagnosticare la **celiachia** (vedi approfondimento "Cos'è la celiachia" a pagina seguente).
Gli anticorpi che vengono ricercati nel sangue sono:

- gli **anticorpi anti-transglutaminasi (anti-tTG)**, il cui dosaggio rappresenta il primo esame da effettuare per la diagnosi, in quanto è molto preciso ed economico;

- gli **anticorpi anti-endomisio (EMA)**, che vengono misurati per confermare un risultato positivo del dosaggio degli anticorpi anti-tTG. Questo esame, infatti, è piuttosto preciso, ma più costoso del precedente;

- gli **anticorpi anti-gliadina (AGA)**, che sono utili solo nei bambini al di sotto dei 2 anni, risultati negativi nell'esame degli anticorpi anti-tTG. Infatti, questo test è più sensibile dei due precedenti per questa fascia di età, mentre negli altri casi è sconsigliato perché inutile.

A cosa servono

Questi esami, insieme a un'eventuale biopsia intestinale di conferma (cioè il prelievo e l'analisi di una parte della mucosa intestinale, per valutare il danno; vedi *Esami medici volume 2 – Esami strumentali*), servono a diagnosticare con certezza l'intolleranza al glutine, all'origine della malattia celiaca. La diagnosi precoce, infatti, consente il corretto sviluppo dell'organismo ed evita la comparsa di anemia, di dolori dello stomaco e dell'intestino e di diarrea. Inoltre, può prevenire lo sviluppo di altre malattie autoimmuni, probabilmente legato all'assunzione di glutine.

Come si fanno

Tutti gli esami consistono in un prelievo di sangue da una vena.

Prima dell'esame

Non è necessario restare a digiuno prima del prelievo. È opportuno evitare di seguire una dieta prolungata senza glutine prima di sottoporsi agli esami, in quanto questo potrebbe dare un risultato negativo anche in presenza di malattia celiaca.

Dopo l'esame

Dopo l'estrazione dell'ago per il prelievo, è necessario tenere premuto un batuffolo di cotone nella sede della puntura per almeno 1 o 2 minuti, per evitare ematomi.

Quali sono i rischi

Non ci sono particolari rischi associati all'esecuzione di questo esame. Al massimo, la puntura necessaria per il prelievo può provocare un lieve dolore.

Cos'è la celiachia

La celiachia, detta anche malattia celiaca, è una malattia in cui l'intestino riconosce il **glutine** come un elemento "ostile" e, invece di assimilarlo normalmente, dà il via a una reazione che porta il sistema immunitario a produrre anticorpi che attaccano i tessuti e danneggiano i villi che formano la mucosa intestinale (vedi disegno sottostante). Di conseguenza, l'assorbimento delle sostanze nutritive viene alterato e questo può provocare disturbi gastrointestinali e, nei bambini, problemi nello sviluppo. La celiachia si può manifestare a tutte le età, con sintomi così vari da rendere la diagnosi non sempre facile. Non esiste una cura, ma si possono eliminare i sintomi e prevenire le eventuali complicazioni attraverso una dieta priva di glutine, una proteina contenuta nel grano, nella segale, nel farro, nell'orzo, nel kamut e in altri cereali, che si trova, quindi, in alimenti come pane, pasta, pizza, biscotti ecc.

Le persone con una diagnosi certa di celiachia (fatta con una biopsia intestinale) sono esentate dal pagamento di una certa quantità di prodotti senza glutine disponibili in farmacia.

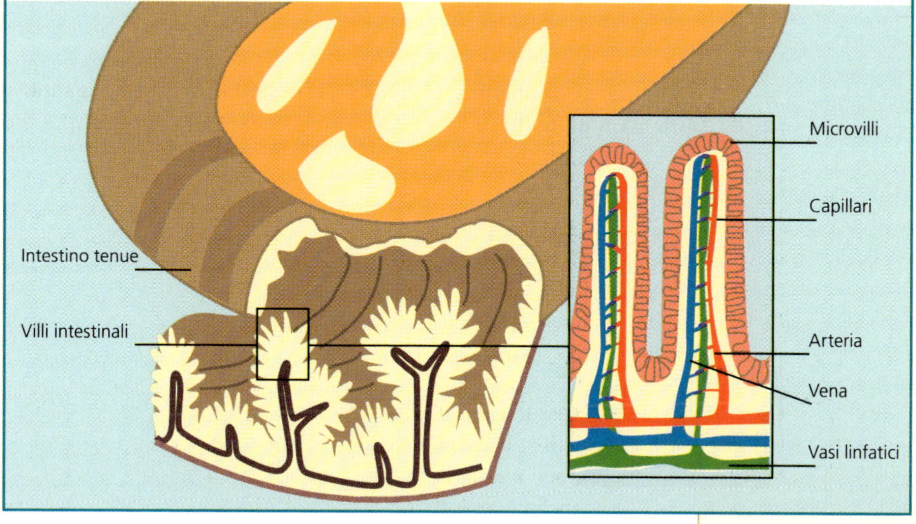

Altri esami

Oltre a quelli descritti, che rappresentano comunque il percorso di "prima scelta", ci sono altri test importanti per la diagnosi di celiachia.
Uno di essi è il **test del respiro** (H2 breath test), in cui viene valutata la presenza di idrogeno nell'aria espirata prima e dopo la somministrazione di carboidrati (zuccheri) come il sorbitolo, il lattosio o il glucosio: se questi non sono assorbiti dall'intestino tenue, l'idrogeno aumenta, come prodotto di contaminazione batterica nel colon.
Altri test sono molto specifici per la celiachia, ma non sono entrati nella pratica clinica comune perché sono effettuati solo da pochi laboratori: si tratta dei **dosaggi degli anticorpi anti-reticolina e anti-digiuno**.

Come interpretare i risultati

Se il dosaggio degli anticorpi anti-tTG e il successivo esame EMA (o AGA nei bambini piccoli) sono positivi, la presenza di celiachia è molto probabile, ma va comunque confermata con una biopsia intestinale, anche se in circa la metà dei casi attualmente è possibile fare diagnosi di malattia attraverso gli esami eseguiti sul sangue. Se gli esami del sangue sono negativi, si può escludere la malattia.

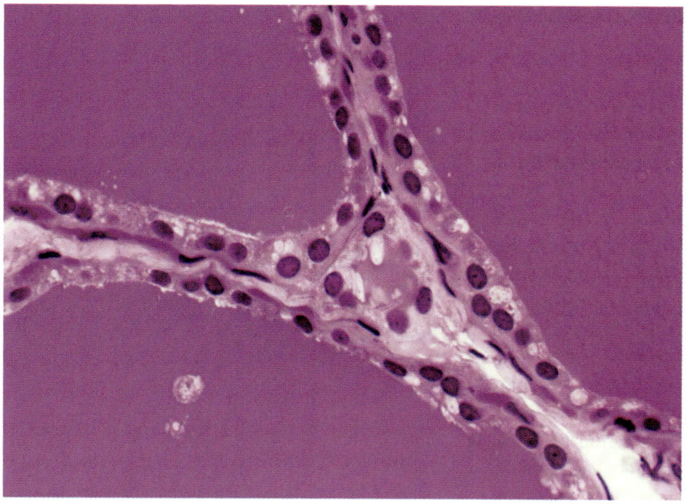

La tiroide è una piccola ghiandola a forma di farfalla che si trova nella parte anteriore del collo

Esami per la tiroide

Sono test che valutano il buon funzionamento della **tiroide**, una ghiandola endocrina che produce gli ormoni incaricati di regolare numerose funzioni nell'organismo, tra cui il metabolismo basale.
Gli esami prevedono il dosaggio di vari ormoni:

- FT3 (triiodotironina);
- FT4 (tiroxina);
- calcitonina;
- TSH (tireotropina).

Lo screening neonatale per l'ipotiroidismo congenito

La carenza di ormoni tiroidei danneggia tutti gli organi, e può provocare un grave ritardo mentale. Un'adeguata terapia ormonale sostitutiva con levotiroxina, poco costosa e semplice da somministrare, consente di prevenire tali danni, purché venga attuata precocemente. In epoca neonatale è possibile effettuare una diagnosi sicura di ipotiroidismo con il dosaggio del TSH da solo o insieme al FT4 su una goccia di sangue prelevato dal tallone di tutti i neonati nella prima settimana di vita. In Italia lo screening neonatale per l'ipotiroidismo congenito è iniziato nel 1977, e dal 1995 è stato esteso a tutti i neonati.
Il programma di prevenzione è attuato grazie al Registro Nazionale degli Ipotiroidei Congeniti, che coordina tutte le attività legate a questa malattia a livello nazionale. Ulteriori informazioni sono reperibili sul sito dell'Istituto Superiore di Sanità, all'indirizzo **http://www.iss.it/rnic/ipot/index.php?anno=2006&lang=1&tipo=2**.

Gli anticorpi anti-tiroide

Sono autoanticorpi, cioè anticorpi "anomali" prodotti dall'organismo, che agiscono contro le proteine della tiroide, compromettendone la funzionalità. Sono quindi responsabili di malattie autoimmuni e il loro dosaggio nel sangue è utile proprio per individuare questo tipo di malattie della tiroide.
In particolare, gli anticorpi anti-tireoperossidasi (anti-TPO) e anti-tireoglobulina (anti-TR) sono responsabili della tiroidite autoimmune di Hashimoto, mentre gli anticorpi anti-TSH si trovano nel sangue delle persone affette dal morbo di Basedow-Graves (un gozzo iperfunzionante).

I primi tre sono prodotti dalla tiroide, il quarto dall'ipofisi, un'altra ghiandola endocrina coinvolta nella regolazione dei processi energetici dell'organismo (vedi paragrafo "Esami endocrinologici" a pagina 36).

A cosa servono

Attraverso questi esami si misurano i livelli degli ormoni prodotti dalla tiroide presenti nel sangue, specchio del funzionamento della ghiandola e quindi della sua capacità di regolare il metabolismo dell'organismo. Valori bassi di **FT3** e **FT4** indicano una funzionalità ridotta, nota come ipotiroidismo, mentre un loro aumento denota un'attività tiroidea maggiore del normale, cioè un **ipertiroidismo**. Al contrario, bassi livelli di **TSH** indicano ipertiroidismo, mentre un TSH elevato è indizio di ipotiroidismo. Invece, valori di FT3 e di FT4 ridotti e TSH normale o basso possono essere indizi di un ipotiroidismo dovuto a malattie dell'ipotalamo e dell'ipofisi. Infine, il dosaggio della **calcitonina** è utile nella diagnosi di un tumore specifico, il carcinoma midollare.

Come si fanno

Gli ormoni tiroidei e il TSH vengono misurati a partire da un normale prelievo di sangue, effettuato di solito da una vena del braccio.

Prima dell'esame

Se si assumono farmaci per la cura della tiroide (levotiroxina o metimazolo) o per ridurne il funzionamento (amiodarone), è possibile che i risultati dell'esame siano alterati. Tuttavia, spesso lo scopo dell'esame è proprio controllare in che modo le terapie cambino le concentrazioni degli ormoni tiroidei e del TSH nel sangue. È quindi opportuno chiedere al medico che prescrive questi esami se e quanto tempo prima dell'esecuzione del test è necessario sospendere l'assunzione dei farmaci.

Dopo l'esame

Dopo l'estrazione dell'ago per il prelievo, è necessario tenere premuto un batuffolo di cotone nella sede della puntura per almeno 1 o 2 minuti, per evitare ematomi.

Quali sono i rischi

Non ci sono particolari rischi associati all'esecuzione di questo esame. Al massimo, la puntura necessaria per il prelievo può provocare un lieve dolore.

Come interpretare i risultati

I valori degli ormoni tiroidei e del TSH considerati normali sono riportati nella tabella a fianco. Va comunque sottolineato che questi valori di riferimento sono comunque variabili a seconda del metodo di misurazione usato dal singolo laboratorio e delle unità di misura utilizzate per esprimere i risultati. Oltre che nel caso di disturbi della tiroide, i livelli di **TSH**, **FT3** e **FT4** possono aumentare in gravidanza, in alcuni tipi di tumore, durante la terapia con estrogeni, estroprogestinici o carbonato di litio, oppure per assunzione di eroina o metadone. Una riduzione di FT3 e di FT4 può essere osservata durante la terapia con diversi tipi di farmaci (per esempio androgeni, glucocorticoidi, eparina, salicilati, anticonvulsivanti, sulfonamidi, farmaci antitiroidei).

Infine, un aumento della **calcitonina**, da valutare insieme ad altri indicatori, può essere un indizio della presenza di alcune malattie rare della tiroide.

VALORI DEGLI ORMONI TIROIDEI

Ormone	Valori normali
FT3	1,7-4,5 pg/ml (picogrammi per millilitro)
FT4	0,7-1,5 ng/dl (nanogrammi per decilitro)
TSH	0,2-3 mU/l (milliunità per litro)
Calcitonina	Inferiori a 19 pg/ml

Il lupus eritematosus sistemico (LES) è una malattia reumatica

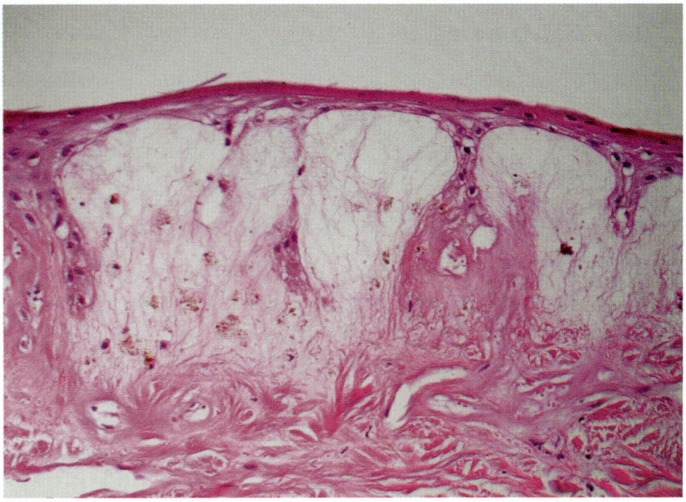

ESAMI REUMATOLOGICI

Sono test che permettono di individuare eventuali malattie reumatiche, cioè disturbi che interessano muscoli, articolazioni e tessuto connettivo (cioè il tessuto che collega, sostiene e nutre quelli dei diversi organi). Queste malattie, di solito, coinvolgono anche gli organi interni e il sistema vascolare e nervoso, e sono autoimmuni, cioè nascono da alterazioni del sistema immunitario che provocano risposte dirette contro i costituenti delle cellule dell'organismo.
Tra le malattie reumatiche più comuni ci sono l'osteoartrosi, l'artrite psoriasica e i reumatismi dei tessuti molli; ci sono poi malattie sistemiche, come il lupus eritematoso sistemico (LES).
Per la diagnosi delle malattie reumatiche vengono ricercati gli **autoanticorpi**, cioè gli anticorpi che l'organismo produce contro i suoi stessi componenti.
Negli esami di interesse reumatologico vengono ricercati e/o misurati i seguenti parametri:

- velocità di eritrosedimentazione (VES);
- proteina C reattiva (PCR);
- fattore reumatoide (FR);
- procalcitonina (PCT);
- titolo antistreptolisinico (TASLO o TAS);
- autoanticorpi anti-nucleo (ANA);
- autoanticorpi anti-antigeni nucleari estraibili (ENA);
- autoanticorpi anti-DNA;

- autoanticorpi anti-citoplasma dei granulociti neutrofili (ANCA);
- anticorpi anti-citrullina (Anti-CCP);
- frazioni C3 e C4 del complemento;
- antigene leucocitario umano B27 (HLA B27).

A cosa servono

Sono esami utili per verificare o meno il sospetto di una malattia reumatica, emerso in seguito all'anamnesi e alla visita del medico. Questi test servono anche a dare indicazioni utili per diagnosticare il tipo di malattia eventualmente presente, valutarne l'estensione e seguirne l'evoluzione. Inoltre, alcuni di questi test possono aiutare il medico a calibrare il trattamento e possono segnalare eventuali tossicità dovute ai farmaci impiegati per la cura:

- la determinazione della **VES** e della **PCR**, in particolare, sono test non specifici per le malattie reumatiche, in quanto i risultati possono risultare anomali anche in presenza di infiammazioni, infezioni o neoplasie. In reumatologia sono utili per valutare alcune caratteristiche delle malattia e la risposta alla terapia. Questi esami sono trattati più diffusamente nel paragrafo "Indici infiammatori" a pagina 55;

- la ricerca del **fattore reumatoide** può dare informazioni sulla presenza o meno di artrite reumatoide. Si tratta, però di un esame poco affidabile (con scarsa specificità e sensibilità), sia perché la sua misura in molti laboratori non è standardizzata, sia perché livelli aumentati sono presenti normalmente nel 5-10% della popolazione (questa percentuale aumenta con l'età). Inoltre, il 40% circa delle persone con artrite reumatoide non risulta positivo al test. L'esame viene quindi eseguito solo in presenza di un forte sospetto clinico di malattia;

- la **PCT** è utile nelle persone che soffrono di LES per distinguere un'infezione generalizzata (setticemia) causata dall'immunodepressione da una riattivazione della malattia;

- la determinazione del **TAS** consiste nel dosaggio di anticorpi specifici contro lo streptococco, responsabile delle infezioni della faringe; questi anticorpi, però, agiscono anche contro alcuni componenti delle cellule muscolari cardiache, causando la febbre reumatica, una malattia che provoca dolori alle articolazioni, endocardite, miocardite e disturbi neurologici. Un valore alto del TAS e un suo aumento in due determinazioni successive, possono essere indicazioni della presenza di questa malattia;

- gli **ANA** sono autoanticorpi che agiscono su componenti presenti in tutte le cellule umane; la loro presenza, quindi, non indica una malattia specifica di un organo, ma una malattia autoimmune "sistemica", che coinvolge cioè l'intero organismo. Se la ricerca degli ANA viene effettuata con una tecnica di laboratorio particolare (l'immunofluorescenza indiretta), può indicare una determinata malattia reumatica (artrite reumatoide, sindrome di Sjögren, sclerosi sistemica ecc.). Questo esame non è utile per tenere sotto controllo l'evoluzione della malattia, quindi non viene ripetuto;

- la ricerca degli **ENA** viene fatta di solito quando l'esame per gli ANA dà risultati positivi; se anche la ricerca degli ENA dà esito positivo, questo può indicare una malattia più grave;

- la ricerca degli **anticorpi anti-DNA** è utile per la diagnosi di LES, e viene effettuata quando l'esame per gli ANA è positivo. La presenza di questi anticorpi indica una maggiore gravità del lupus;

- gli **ANCA** sono presenti in caso di vasculite e un loro livello elevato può essere indicativo di un peggioramento della malattia. Questo esame è utile anche per indirizzare la terapia;

- gli **Anti-CCP** sono molto utili per la diagnosi dell'artrite reumatoide negli adulti (in quanto sono presenti in una frazione variabile tra il 50 e l'80% dei casi), ma non sono significativi per l'artrite reumatoide giovanile;

- l'esame per la determinazione delle frazioni **C3 e C4** del complemento è utile per mantenere sotto controllo l'andamento di malattie reumatiche già diagnosticate;

- la determinazione di **HLA B27** è un test genetico utile solo nei casi di dolore alla schiena la cui causa non è individuabile radiologicamente o in caso di uveite acuta (una patologia dell'occhio). In questi casi, se il medico lo sospetta, il test può essere utile per la diagnosi di reumatismo articolare acuto o di artrite post streptococcica; l'antigene leucocitario umano **B27** è presente in quantità aumentata nel sangue di chi è affetto da spondilite anchilosante e da un tipo di artrite che può comparire con la psoriasi.

Come si fanno

Tutti gli esami prevedono un prelievo di sangue da una vena del braccio. Nel caso degli ANA il campione può essere analizzato con l'immunofluorescenza indiretta, per avere indicazioni più specifiche.

Prima dell'esame

In generale, non è necessaria alcuna preparazione specifica per questi esami.

Nel caso della PCR è opportuno restare a digiuno dalla sera precedente l'esame (vedi paragrafo "Indici infiammatori" a pagina 55).

Nel caso della determinazione degli autoanticorpi è opportuno evitare di fumare nelle 48 ore precedenti il prelievo.

Dopo l'esame

Dopo l'estrazione dell'ago per il prelievo, è necessario tenere premuto un batuffolo di cotone nella sede della puntura per almeno 1 o 2 minuti, per evitare ematomi.

Quali sono i rischi

Non ci sono particolari rischi associati all'esecuzione di questi esami. Al massimo, la puntura necessaria per il prelievo può provocare un lieve dolore.

Come interpretare i risultati

Molti di questi esami sono poco sensibili e specifici per le malattie reumatiche, in quanto valori anomali possono indicare molte altre patologie o condizioni, e talvolta le tecniche di misurazione non sono standardizzate tra i diversi laboratori. Inoltre, in alcuni casi gli esami non hanno una grande validità diagnostica, ma servono al medico per valutare la gravità e l'evoluzione della malattia, e per calibrare il trattamento.

Per questi motivi l'interpretazione di questi esami deve essere effettuata dal medico, nel quadro generale dell'anamnesi clinica e dell'esame obiettivo.

GLICEMIA E TEST DI TOLLERANZA AL GLUCOSIO

Sono esami che permettono di individuare la presenza nel sangue di valori elevati di glucosio (**iperglicemia**), lo zucchero che costituisce la principale risorsa di energia per l'organismo, e quindi diagnosticare il diabete. Tutti dovrebbero fare una glicemia dopo i 45 anni, ripetendola dopo 3 anni se il risultato è normale. Le persone a rischio di diabete, invece, dovrebbero fare controlli più ravvicinati (vedi approfondimento "Chi rischia il diabete?" a pagina 54).

A cosa servono

Misurare la **glicemia** permette di individuare le persone diabetiche. Successivamente, devono essere eseguiti altri test per distinguere i diversi tipi di diabete (tipo 1 e tipo 2).
Il controllo ripetuto della glicemia è utile anche per la cura del diabete, con l'obiettivo di mantenere il valore di glucosio nel sangue il più possibile vicino ai valori normali.
Se la glicemia a digiuno è tra 110 e 126 mg/dl si effettua il **test di tolleranza al glucosio** (o test da carico di glucosio o curva da carico di glucosio) per confermare o meno la presenza di un diabete allo stadio iniziale in persone in cui la malattia è latente.

Come si fanno

Nel caso della glicemia l'esame consiste in un prelievo venoso. I diabetici in terapia possono effettuare questo controllo da soli, utilizzando i **reflettometri portatili**, strumenti capaci di misurare la glicemia in una goccia di sangue, prelevata pungendo con apposite lancette a scatto il polpastrello di un dito.
Il test di tolleranza al glucosio consiste nella somministrazione, a digiuno, di una soluzione acquosa contenente 75-100 g di glucosio, seguita da prelievi di sangue fatti a intervalli prestabiliti nelle ore successive. È utile per valutare l'andamento della glicemia nel tempo (**curva glicemica**).

Prima dell'esame

L'esame deve essere effettuato dopo un digiuno di 8 ore.
Nel caso del test di tolleranza al glucosio è opportuno evitare attività fisiche intense nelle 8 ore precedenti l'esecuzione dell'esame.
È bene anche astenersi dal fumo e non assumere alcol.

Dopo l'esame

Dopo l'estrazione dell'ago per il prelievo, è necessario tenere premuto un batuffolo di cotone nella sede della puntura per almeno 1 o 2 minuti, per evitare ematomi.

Quali sono i rischi

Non ci sono particolari rischi associati all'esecuzione della glicemia. Al massimo, la puntura necessaria per il prelievo può provocare un lieve dolore.
Nel caso del test di tolleranza al glucosio può accadere, dopo diversi prelievi, di avere sintomi di ipoglicemia. In questi casi può essere opportuno assumere zucchero.

Altri esami per il diabete

Glicosuria
È la presenza di glucosio nelle urine, un campanello d'allarme per il diabete. In condizioni normali nelle urine non c'è glucosio, che invece riesce a superare il filtro dei reni quando la glicemia raggiunge valori di 180-200 mg/dl.
La glicosuria, pur essendo un indizio, non permette la diagnosi certa di diabete, essendo causata anche da altre malattie.

Proteinuria
Normalmente le proteine nelle urine, in particolare l'albumina, non sono presenti o lo sono in quantità minime (inferiori a 30 mg).
L'aumento delle proteine nelle urine è, nella maggior parte dei casi, una condizione momentanea (si parla, in questo caso, di proteinuria transitoria), che può essere dovuta a febbre o a un'attività fisica intensa e che non ha alcuna conseguenza. Se invece il valore, magari ottenuto in due o tre test eseguiti a distanza di tempo, è fra 30 e 300 mg, si parla di microalbuminuria persistente.
Si tratta di un indizio di malfunzionamento dei reni, e il diabete è una delle cause più frequenti.
Il dosaggio della microalbuminuria, quindi, è un esame importante nei diabetici per prevenire o diagnosticare in tempo un possibile problema renale.

Emoglobina glicata (HbA1c)
È la quantità di emoglobina legata al glucosio attraverso la cosiddetta glicosilazione.
Il test indica la quantità di glucosio che è stata presente nel sangue nei 2-3 mesi precedenti e permette di valutare il controllo glicemico attuato in autonomia dal paziente nei mesi che precedono l'esame: quanto più è elevata, tanto meno la glicemia è stata nei valori normali.
Controlli ripetuti dell'emoglobina glicata permettono di migliorare la terapia, consentendo un controllo più efficace della malattia.

Fruttosamina
È un esame che, come l'emoglobina glicata, permette di valutare l'andamento della glicemia nel periodo precedente il test.
In particolare, l'esame consente di verificare il controllo dei livelli di glicemia nelle 2-3 settimane precedenti (un periodo più breve rispetto all'emoglobina glicata).
Inoltre, l'esame è utile anche per valutare l'effetto dei cambi di dieta o di terapia sulla glicemia. È consigliabile il digiuno per almeno 8 ore prima del test.
I valori normali sono tra 2 e 2,8 mEq/l (milliequivalenti per litro).

Chi rischia il diabete?

Sono a rischio di diabete:

- le persone obese, cioè chi ha un Indice di Massa Corporea (IMC) uguale o superiore a 27;
- chi ha un consanguineo di primo grado diabetico;
- le persone appartenenti alle etnie più sensibili al diabete, come gli indiani e gli afroamericani;
- le donne con diabete gestazionale o che hanno partorito bambini di peso superiore a 4 kg;
- le persone ipertese;
- chi ha livelli di colesterolo HDL nel sangue uguali o inferiori a 35 mg/dl e/o valori dei trigliceridi uguali o superiori a 250 mg/dl (vedi paragrafo "Analisi del quadro lipidico" a pagina 14);
- le persone per cui gli esami precedenti hanno individuato intolleranza glucidica o iperglicemia a digiuno.

Come interpretare i risultati

In condizioni di buona salute la glicemia ha variazioni prevedibili: a digiuno va da 60 a 110 mg/dl, mentre un'ora dopo un pasto principale non dovrebbe superare i 160 mg/dl, tornando dopo 2 ore ai valori normali del digiuno.

Quando invece sono presenti i sintomi caratteristici del diabete (poliuria, cioè produzione eccessiva di urina, continuo stimolo della fame e della sete, perdita di peso inspiegabile) e la glicemia è uguale o superiore a 200 mg/dl, oppure se la glicemia a digiuno (cioè fatta almeno 8 ore dopo l'ultimo pasto) supera i 126 mg/dl, si è in presenza di diabete.

Il test di tolleranza al glucosio può dare i seguenti risultati per quanto riguarda la glicemia a 2 ore dall'assunzione del glucosio:

- se è inferiore a 140 mg/dl, la capacità dell'organismo di metabolizzare gli zuccheri è normale e non c'è diabete;
- se è tra 140 e 200 mg/dl, si ha un'intolleranza al glucosio, cioè uno stato che può precedere il diabete, da tenere sotto controllo nel tempo; in questo caso è opportuno controllare l'alimentazione rivolgendosi al diabetologo;
- se supera i 200 mg/dl, è possibile che si tratti di diabete, ma la diagnosi va confermata con un secondo test.

Indici infiammatori

Si tratta di esami utilizzati per confermare o per escludere la presenza di un'infiammazione nell'organismo.
Gli indici infiammatori valutati sono:

- la **proteina C reattiva (PCR)**, una proteina prodotta dal fegato e rilasciata nel sangue solo durante la fase infiammatoria di alcune malattie;

- la **velocità di eritrosedimentazione (VES)**, cioè la velocità con cui i globuli rossi si separano dal plasma (la parte liquida del sangue) e si depositano in un certo periodo di tempo, secondo un fenomeno chiamato sedimentazione.

A cosa servono

L'esame che misura la **PCR** è particolarmente utile per individuare la presenza di infezioni acute, in quanto questa proteina è un eccellente indicatore del processo infiammatorio in atto. L'esame della PCR viene spesso preferito alla **VES**, che fornisce informazioni simili ma meno specifiche e necessita di tempi più lunghi.
Un aumento della VES indica la presenza di un'infiammazione o di una malattia in corso, e il suo andamento permette di seguirne nel tempo l'evoluzione. Questo esame viene richiesto abitualmente come parte integrante di quasi tutte le analisi del sangue, in quanto è un indice abbastanza affidabile della presenza di un processo infiammatorio (dalle infezioni batteriche all'artrite reumatoide). D'altro canto, però, la VES è un indice poco specifico, dato che valori anormali possono essere dovuti a molte cause differenti. Per questo motivo i risultati dell'esame devono essere valutati alla luce delle informazioni emerse dal contesto clinico (anamnesi e visita).
Entrambi questi indici hanno un ruolo nella diagnosi e nel controllo delle malattie reumatiche (vedi paragrafo "Esami reumatologici" a pagina 48).

Come si fanno

Entrambi gli esami prevedono un prelievo di sangue da una vena del braccio. Nel caso della PCR, la misurazione della concentrazione della proteina nel campione richiede solo pochi minuti e l'esame può essere richiesto dal medico anche in regime di urgenza.

Nel caso della VES, al sangue prelevato viene aggiunto un anticoagulante e il campione viene poi aspirato in un apposito tubicino graduato lungo e stretto. Dopo un'ora viene misurata la quantità di globuli rossi depositata sul fondo del tubicino.

Prima dell'esame

Non è necessaria alcuna preparazione specifica per questi esami. Nel caso della PCR è opportuno restare a digiuno dalla sera precedente l'esame.

Dopo l'esame

Dopo l'estrazione dell'ago per il prelievo, è necessario tenere premuto un batuffolo di cotone nella sede della puntura per almeno 1 o 2 minuti, per evitare ematomi.

Quali sono i rischi

Non ci sono particolari rischi associati all'esecuzione di questi esami. Al massimo, la puntura necessaria per il prelievo può provocare un lieve dolore.

Come interpretare i risultati

I valori normali per la **PCR** sono inferiori a 5 mg/l; la concentrazione può aumentare fino a 50 volte in caso di malattie infettive acute come la polmonite, di malattie autoimmuni come l'artrite reumatoide, di tumori, di infarto e di ustioni. Alcuni farmaci, come certi antibiotici, la metildopa, i contraccettivi orali, l'acido paraminosalicilico, la penicillina, il fenilbutazone, i radioisotopi usati per la diagnostica, la streptomicina e le tetracicline possono determinare un risultato positivo dell'esame in assenza di infiammazione.

Per la **VES**, i valori normali sono 4-10 mm/ora negli uomini e 6-15 mm/ora nelle donne. Valori più elevati indicano la presenza di un'infiammazione acuta o cronica, senza fornire informazioni sulla sua localizzazione. Valori elevati della VES possono essere presenti anche in molti tumori, nelle malattie croniche e in gravidanza. Viceversa, una riduzione della VES può indicare la presenza di alcune malattie del sangue oppure può comparire per effetto di alcuni farmaci.

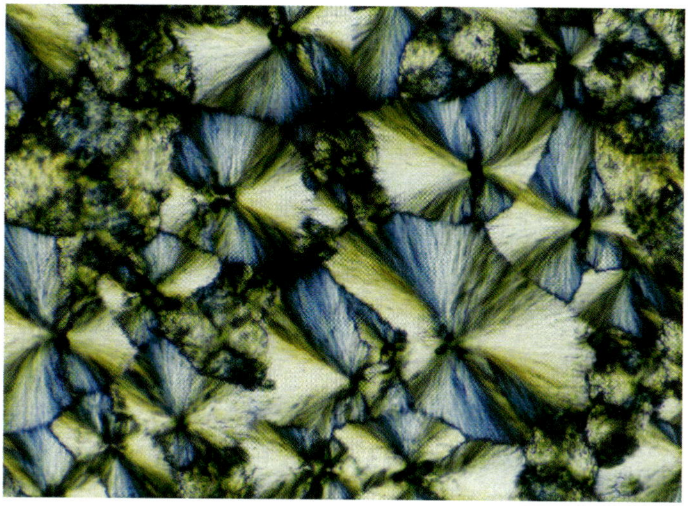

Il sodio è uno dei principali elettroliti dell'organismo

Misurazione degli elettroliti

È un esame che misura la concentrazione di alcuni minerali disciolti nell'organismo, dotati di carica positiva o negativa e quindi di una maggiore capacità di condurre elettricità rispetto alla sola acqua. I principali elettroliti sono il **sodio** (Na), il **potassio** (K) e il **cloro** (Cl), chiamato anche ione cloruro.

A cosa serve

La misurazione degli elettroliti nel sangue è necessaria per la valutazione del **metabolismo idrosalino**, che viene alterato in caso di disidratazione o di malattie dei reni. L'equilibrio tra la quantità d'acqua presente all'interno delle cellule e quella dei suoi componenti non organici (sali ed elettroliti) deve rimanere costante. Qualsiasi variazione può mettere a rischio la vita della cellula.

Come si fa

Per determinare i livelli di elettroliti nel sangue è sufficiente prelevare un campione di sangue da una vena del braccio.

Gli elettroliti negli alimenti

Gli elettroliti sono importanti per il metabolismo e per la regolazione dei processi dell'organismo, per il funzionamento dei muscoli e del sistema nervoso.
Gli alimenti che contengono sodio sono il sale da tavola, i cibi lavorati, il formaggio, il pane e i cereali, le carni e il pesce affumicati, in salamoia o conservati, i sottaceti.
Verdura, frutta fresca e secca, lievito, legumi secchi, cioccolato, carne e latte sono invece alimenti ricchi di potassio.
L'introduzione di cloruro nell'organismo è legata alla presenza del potassio e soprattutto del sodio: la fonte principale è, infatti, il cloruro di sodio, cioè il sale da cucina.

Gli integratori salini

Insieme all'acqua, gli elettroliti sono i componenti principali del sudore, attraverso il quale vengono eliminati dall'organismo, principalmente in seguito ad attività fisica intensa.
Mentre è importante reintegrare sempre i liquidi persi sia durante sia dopo uno sforzo che ha provocato sudorazione, aumentando l'assunzione di acqua, gli integratori salini che contengono elettroliti e zuccheri (disponibili nella forma di bevande idrosaline) dovrebbero essere assunti solo in caso di sudorazione molto intensa.
Gli integratori salini sono di diverso tipo:

- **ipertonici**, cioè con una concentrazione di sali minerali e di zuccheri tale da "attrarre" i liquidi (fenomeno della pressione osmotica) più del plasma sanguigno; questo determina una lenta assimilazione dell'integratore;
- **isotonici**, cioè che determinano la stessa pressione osmotica del plasma e sono quindi meglio assimilabili rispetto a quelli ipertonici;
- **ipotonici**, che indicono una pressione osmotica inferiore a quella del plasma e sono quindi facilmente e velocemente assimilabili dall'organismo.

Prima dell'esame

Non è necessaria alcuna preparazione specifica per questo esame.

Dopo l'esame

Dopo l'estrazione dell'ago per il prelievo, è necessario tenere premuto un batuffolo di cotone nella sede della puntura per almeno 1 o 2 minuti, per evitare ematomi.

Quali sono i rischi

Non ci sono particolari rischi associati all'esecuzione di questi esami. Al massimo, la puntura necessaria per il prelievo può provocare un lieve dolore.

Come interpretare i risultati

I valori considerati normali per gli elettroliti sono riportati nella tabella a pagina seguente.
Valori elevati di **sodio** nel sangue possono dipendere da un'eccessiva ingestione di sodio con gli alimenti (vedi approfondimento "Gli elettroliti negli alimenti" a pagina 57), oppure dalla presenza di diabete, diarrea, febbre, disturbi ormonali come l'iperaldosteronismo o la sindrome di Cushing, uso di farmaci cortisonici, ustioni. Si rilevano valori al di sotto della norma in caso di acidosi, cirrosi epatica, insufficienza cardiaca, diabete scompensato, morbo di Addison, disturbi renali, uso di farmaci diuretici, vomito.
Il **potassio** sopra la norma può indicare diabete mellito scompensato, infezioni, insufficienza renale, uso di chemioterapici e penicillina, ustioni. Livelli elevati di potassio comportano disturbi muscolari e aritmie cardiache. Valori inferiori al normale possono invece dipendere da diarrea, uso di cortisone o di diuretici, malnutrizione, morbo di Addison, vomito.
Se il sodio è alto e il potassio è basso, vuol dire che la parte liquida del sangue si è ridotta, e questo può provocare una riduzione della funzionalità dei muscoli.

Infine, per quanto riguarda il **cloro**, lo scostamento dalle concentrazioni normali comporta disturbi dell'equilibrio acido-base nel sangue. In particolare, valori superiori alla norma possono indicare insufficienza renale acuta o scompenso cardiaco, mentre valori bassi possono essere dovuti a diarrea, vomito, morbo di Addison, insufficienza cardiaca oppure sono dovuti a una insufficiente introduzione di cloruro con l'alimentazione.

VALORI DEGLI ELETTROLITI

Sostanza	**Valori normali**
Sodio	137-142 mEq/l (milliequivalenti per litro)
Potassio	3,5-5,5 mEq/l
Cloro	95-110 mEq/l

Misurazione degli enzimi cardiaci

È un esame che si effettua per misurare la quantità nel sangue di alcuni enzimi (**marcatori**) contenuti nelle cellule del cuore. In condizioni normali, queste sostanze sono presenti nel sangue solo in piccole concentrazioni, ma durante un attacco cardiaco (infarto o angina) vengono liberate in quantità molto alte. La loro misurazione, quindi, costituisce uno dei primi esami da effettuare quando c'è il sospetto di un infarto del miocardio in corso. Gli enzimi più importanti che possono essere indicativi per la diagnosi di attacco cardiaco sono:

- la **mioglobina**: è presente nelle cellule muscolari, non solo cardiache, viene rilasciata nel sangue prima degli altri marcatori durante un attacco di cuore; ha quindi un ruolo importante perché consente di escludere l'infarto nelle prime ore dalla comparsa di un dolore al torace. Le concentrazioni di mioglobina, infatti, superano i valori normali entro le prime ore dalla lesione cardiaca, raggiungendo il picco 6-8 ore dopo l'inizio dei sintomi e tornando nella normalità in 20-36 ore;

- la **troponina**: è la proteina che controlla la contrazione delle fibre muscolari cardiache; ne esistono due tipi, la **troponina I** e la **troponina T**, entrambi utili per la diagnosi dell'infarto. Infatti, i valori di queste sostanze nel sangue aumentano nelle 4-8 ore che seguono un infarto, raggiungendo il picco entro 12-16 ore e rimanendo elevati per 5-9 giorni dopo che si è manifestato il danno cardiaco;

- la **creatinchinasi MB (CK-MB)** o **creatinfosfochinasi (CPK)**: è un componente delle cellule del cuore (ma non solo) e supera i valori normali nel sangue entro le prime 4-8 ore da un attacco cardiaco, raggiungendo le concentrazioni massime tra le 12 e le 24 ore e tornando normale in circa 3 giorni. Può essere misurata come massa proteica (CK-MB massa). Rispetto agli altri marcatori, è meno utile per la diagnosi di infarto, perché non si trova solo nel cuore (come la troponina) e il suo aumento nel sangue è meno rapido rispetto a quello della mioglobina.

A cosa serve

Misurare queste sostanze nel sangue è utile per distinguere i pazienti con dolore toracico non cardiaco da quelli in cui il dolore al petto dipende effettivamente da un attacco di cuore (sindrome coronarica acuta).

Infarto: cos'è, come si previene

L'infarto è provocato dall'ostruzione di una coronaria, cioè una delle arterie che portano il sangue, ricco di ossigeno, al cuore (vedi disegno a fianco). L'ostruzione, a sua volta, è provocata dalla formazione di grumi di sangue all'interno dell'arteria, che impediscono il flusso del sangue. Come conseguenza, il cuore non riceve più una quantità di ossigeno sufficiente e le sue cellule muoiono.
I principali fattori di rischio per l'infarto sono:

- l'età;
- il sesso;
- la familiarità e i fattori ereditari;
- l'ipertensione;
- l'obesità;
- il diabete;
- i valori anomali dei lipidi nel sangue (vedi paragrafo "Analisi del quadro lipidico" a pagina 14);
- il fumo.

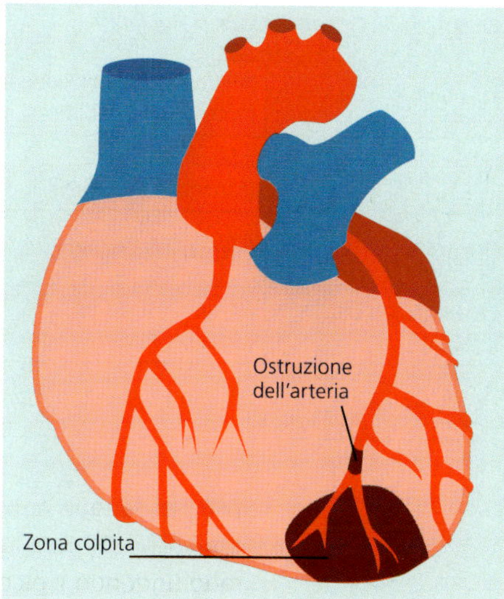

La prevenzione passa prima di tutto dall'alimentazione: gli studi dimostrano, infatti, che una dieta ricca di frutta, verdura, ma anche di pane, pasta, riso e cereali e povera di alimenti contenenti grassi saturi (come le carni rosse) e di dolci è efficace per ridurre il rischio di infarto, soprattutto se unita a una regolare attività fisica.

Come si fa

L'esame consiste in un prelievo di sangue venoso, di solito dalla piega dell'avambraccio, che può essere ripetuto con una frequenza che dipende dal risultato ottenuto e dal tipo di enzima che si misura.

Prima dell'esame

Non è necessaria alcuna preparazione specifica per questo esame, che è effettuato molto spesso in condizioni di emergenza.

Dopo l'esame

Dopo l'estrazione dell'ago per il prelievo, è necessario tenere premuto un batuffolo di cotone nella sede della puntura per almeno 1 o 2 minuti, per evitare ematomi.

VALORI DEGLI ENZIMI CARDIACI	
Enzima (marcatore)	**Valori normali**
Mioglobina	Inferiori a 107 µg/l (microgrammi per litro)
Troponina I	Inferiori a 1 ng/ml (nanogrammo per millilitro)
Troponina T	Inferiori a 0,1 ng/ml
Creatinchinasi MB (CK-MB)	Inferiori a 10-13 u/l (unità per litro)
CK-MB massa	Inferiori a 4,3 µg/l

Quali sono i rischi

Non ci sono particolari rischi associati all'esecuzione di questo esame. Al massimo, la puntura necessaria per il prelievo può provocare un lieve dolore.

Come interpretare i risultati

I valori considerati normali per gli enzimi cardiaci sono riportati nella tabella a fianco. Se i valori dei marcatori sono nella norma è possibile escludere, con alti margini di sicurezza, un infarto.

L'aumento della **mioglobina** e della **CK-MB** nel sangue non dipende necessariamente da lesioni cardiache, ma anche da danni muscolari acuti o cronici, traumi e attività fisica intensa. Valori di mioglobina superiori alla norma, inoltre, possono dipendere da operazioni chirurgiche che coinvolgono i muscoli o da malattie muscolari degenerative.

La troponina, in particolare la **troponina I**, è un marcatore molto importante nella valutazione dei pazienti con sospetto di infarto, e la sua analisi simultanea con la mioglobina e la CK-MB aiuta notevolmente la diagnosi. Rispetto a quanto accade per gli altri enzimi cardiaci, un aumento della troponina I è in grado di predire la prognosi clinica a breve e a lungo termine nei pazienti con attacco di cuore.

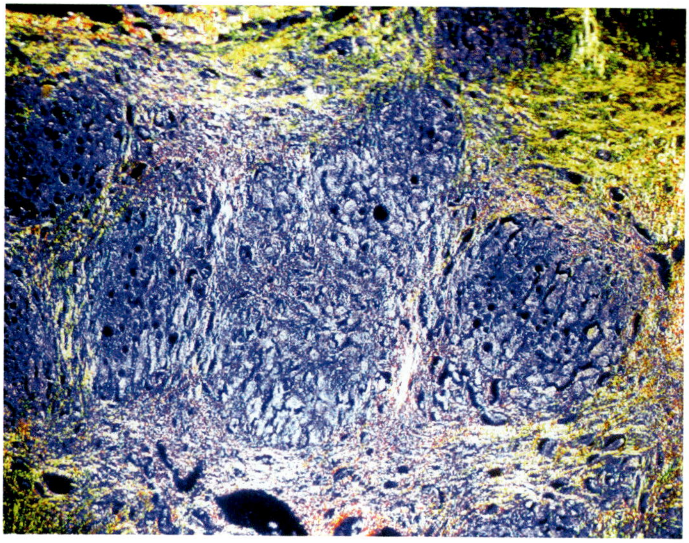

L'aumento della bilirubina nel sangue può indicare una malattia del fegato, come la cirrosi epatica

Prove di funzionalità epatica

Sono esami attraverso i quali si ricercano nel sangue alcune sostanze che possono dare indicazioni sullo stato di salute del fegato. La presenza di alcune di queste sostanze indica un'infiammazione o comunque una sofferenza del tessuto epatico, mentre altre segnalano un malfunzionamento dell'organo. Le sostanze più importanti per la diagnosi delle malattie del fegato sono:

- la bilirubina (diretta e indiretta);
- la fosfatasi alcalina;
- le transaminasi, cioè la alanina aminotransferasi (ALT) chiamata anche transaminasi glutammico-piruvica (GPT), e la aspartato aminotransferasi (AST) nota anche come transaminasi glutammico-ossalacetica (GOT);
- la gamma glutamiltransferasi, detta anche gamma glutamiltranspeptidasi (gamma GT).

A cosa servono

Le prove di funzionalità epatica vengono effettuate di routine quando c'è il sospetto di un disturbo del fegato.
In particolare, la presenza di **bilirubina** nel sangue e quindi la sua diffusione nei tessuti è la causa di un sintomo tipico di danno al fegato: l'**ittero**.

La **fosfatasi alcalina** può indicare la presenza di malattie del fegato, ma soprattutto delle vie biliari.
Le **transaminasi** vengono misurate se si sospetta una malattia epatica, ma anche negli alcolisti, nelle persone con una storia familiare di epatite, in caso di possibile epatite virale o di assunzione di farmaci tossici per il fegato.
Infine, la **gamma GT** serve per valutare lo stato di salute del fegato e dei dotti biliari. È indicato se si sospetta una malattia epatica e per distinguere un disturbo osseo da uno epatico quando la concentrazione di fosfatasi alcalina è alta. È utile anche nei casi di sospetto abuso di alcol, poiché aumenta nella grande maggioranza dei bevitori cronici.

Come si fanno

L'esame consiste in un prelievo di sangue dalla vena del braccio.
Nei neonati si usa una goccia di sangue prelevata dal piede con un piccolissimo ago.

Prima dell'esame

Per la misurazione della fosfatasi alcalina, della bilirubina e delle transaminasi non è necessaria alcuna preparazione specifica.
Nel caso della gamma GT è opportuno fare l'esame a digiuno, in quanto la sua concentrazione cala dopo i pasti.
È importante evitare di bere alcolici nelle 24 ore precedenti il prelievo, perché il valore della gamma GT può aumentare anche in seguito all'assunzione di quantità minime di alcol.

Dopo l'esame

Dopo l'estrazione dell'ago per il prelievo, è necessario tenere premuto un batuffolo di cotone nella sede della puntura per almeno 1 o 2 minuti, per evitare ematomi.

Quali sono i rischi

Non ci sono particolari rischi associati all'esecuzione di questo esame.
Al massimo, la puntura necessaria per il prelievo può provocare un lieve dolore.

L'ittero

È una condizione, dovuta a un livello eccessivo di bilirubina nel sangue, in cui la pelle, le sclere degli occhi e le mucose assumono una colorazione giallastra. Si tratta di un sintomo comune a molte malattie, che compare quando viene alterato il ciclo di reazioni attraverso cui avviene il metabolismo della bilirubina. In particolare, negli adulti è considerato un segnale di malattia (o comunque di disturbo) del fegato, per esempio la cirrosi o le epatiti. Nei neonati, invece, l'ittero è una condizione piuttosto diffusa, soprattutto nei bambini nati pretermine, ma non solo. Di solito, questo tipo di ittero fisiologico si manifesta al secondo giorno di vita e aumenta nei giorni successivi, per poi regredire gradualmente e scomparire entro un paio di settimane.

VALORI DEI MARCATORI EPATICI	
Sostanza	**Valori normali**
Bilirubina	0,3-1 mg/dl (milligrammi per decilitro)
Fosfatasi alcalina	Fino a 300 u/l (unità per litro) nei bambini fino a 15 anni; Fino a 400 u/l nei ragazzi dai 15 ai 18 anni; Fino a 170 u/l negli adulti
Transaminasi	5-40 U/l
Gamma GT	1-60 U/l negli uomini; 1-45 U/l nelle donne

Come interpretare i risultati

I valori considerati normali per i marcatori di danno epatico sono riportati nella tabella in alto.

L'aumento della **bilirubina** indica un danno epatico e può dipendere da malattie del fegato come cirrosi, epatiti virali e tossiche, ma anche da alcune malattie ereditarie benigne (come la sindrome di Gilbert, in cui aumenta la bilirubina indiretta), da ostruzioni delle vie biliari (dovute per esempio a calcoli o a tumori del fegato o del pancreas), dall'effetto collaterale di alcuni farmaci (pillola anticoncezionale, antibiotici come tetraciclina e rifampicina, steroidi e antinfiammatori non steroidei).

Nei neonati e nei prematuri l'ittero dovuto all'aumento della bilirubina può essere fisiologico oppure dovuto a una reazione di incompatibilità tra il fattore Rh materno e quello del neonato: in questo caso è opportuno controllare la bilirubina nelle prime 2-4 settimane di vita, dato che valori elevati possono essere tossici per il sistema nervoso del neonato.

Una diminuzione dei livelli di bilirubina può invece essere causata da anemia aplastica o da carenza di ferro, oppure dalla somministrazione di barbiturici.

Per quanto riguarda la **fosfatasi alcalina**, valori superiori al normale indicano un blocco dei dotti biliari oppure una malattia del fegato o delle ossa. Se sono alti anche i livelli della bilirubina e delle transaminasi, l'aumento della fosfatasi alcalina indica molto probabilmente una malattia dei dotti biliari, come un carcinoma biliare, metastasi epatiche, epatite o cirrosi biliare. Quando, insieme alla fosfatasi alcalina, sono aumentati anche i livelli di calcio e fosforo, è più probabile una malattia ossea. Valori più bassi del normale possono essere presenti in età avanzata, ma anche in presenza di alcune anemie, di ipotiroidismo o in caso di malnutrizione.

Valori particolarmente elevati di **transaminasi**, anche oltre 10-20 volte il normale, sono frequenti in caso di epatite acuta. L'aumento può dipendere anche da distrofie muscolari, scompenso circolatorio, traumi, obesità, pancreatite, distruzione dei globuli rossi, mononucleosi oppure da iniezioni intramuscolari di farmaci o da un'intensa attività fisica.

Una **gamma GT** elevata indica un danno epatico, tanto più grave quanto più è alto il valore. Tuttavia, un valore oltre la norma può anche essere indice di abuso di alcol oppure comparire nei fumatori o nelle persone che assumono antinfiammatori non steroidei (FANS), alcuni antidepressivi, antibiotici, antistaminici oppure ormoni (testosterone). In questi casi gli altri enzimi epatici restano normali. Se con la gamma GT aumenta anche la fosfatasi alcalina, è possibile una malattia epatica o biliare; al contrario, se la gamma GT è bassa e la fosfatasi alcalina aumenta, è più probabile una malattia ossea.

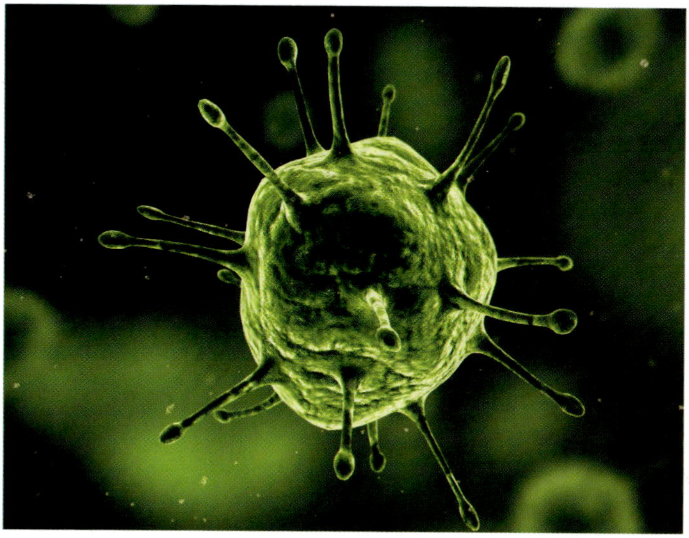

Il virus dell'HIV è responsabile dell'AIDS

Test diagnostici per l'HIV

Sono esami necessari per rilevare la presenza nel sangue degli anticorpi anti-HIV (sigla per *Human Immunodeficiency Virus*), che si sviluppano se chi si sottopone al test è venuto in contatto con il virus. Il **virus HIV** è presente in grande quantità nel sangue, nello sperma, nel liquido amniotico, nel latte materno e, in quantità minore, nelle secrezioni vaginali. La trasmissione avviene se queste sostanze entrano nel sangue di un'altra persona attraverso contatti diretti o lesioni. Il contagio con il virus HIV si trasmette attraverso il sangue (tramite il contatto diretto con le ferite o lo scambio di siringhe infette), attraverso i rapporti sessuali non protetti e da madre a figlio durante la gravidanza, il parto e l'allattamento.

Una volta contratto, il virus HIV agisce attaccando un tipo particolare di globuli bianchi (linfociti CD4) e indebolendo così il sistema immunitario dell'organismo.

Da quando si entra in contatto con il virus a quando l'infezione è individuabile con i test diagnostici passano diversi mesi e in questo periodo il virus può essere trasmesso ad altre persone tramite comportamenti a rischio.

Quando fare l'esame

È opportuno sottoporsi al test quando si sospetta di essere stati contagiati dal virus. I comportamenti che espongono ai maggiori rischi sono i rapporti sessuali non protetti e l'uso di aghi utilizzati da altre persone. In misura minore, anche il contatto diretto tra lo sperma (o le secrezioni vaginali) e le mucose della bocca, che avviene durante la stimolazione orale del pene o della vagina, espone al rischio di contagio.

Inoltre, il test per l'HIV è consigliato alle donne nel primo trimestre della gravidanza, in quanto è possibile ridurre il rischio di trasmissione dalla madre al feto attraverso una profilassi specifica.

La malattia vera e propria, l'AIDS, può manifestarsi anche 8-10 anni dopo il contagio, quando il sistema immunitario è ormai compromesso e l'organismo non è più in grado di difendersi dagli attacchi esterni (infezioni) e dalle malattie (principalmente tumori e disturbi neurologici).
La terapia, chiamata terapia antiretrovirale, consiste in un insieme di farmaci, che può aumentare la sopravvivenza ma che incide in modo significativo sulla qualità di vita.
I test per la ricerca degli anticorpi anti-HIV sono:

- il test **ELISA** (acronimo per *Enzime Linked Immuno Sorbent Assay*), che si usa come esame preliminare;
- il metodo **Western Blot**, che serve come test di conferma.

A cosa servono

Il **test ELISA** è l'esame più comune e ricerca nel sangue gli anticorpi contro due proteine presenti nella parte esterna del virus. Prima di sottoporsi all'esame è importante considerare che il periodo di formazione degli anticorpi può variare da qualche settimana a 6 mesi dopo l'ultimo comportamento a rischio. In questo periodo il test può essere negativo, in quanto gli anticorpi antivirali non sono ancora comparsi, ma si può già essere infettati e si può trasmettere il virus ad altri. Quindi, perché il risultato del test sia considerato definitivo, devono essere trascorsi 6 mesi dall'evento a rischio. Se non si vuole attendere questo periodo per fare il test in caso di sospetto di infezione, sono disponibili altri metodi per la diagnosi precoce (vedi approfondimento "Test di diagnosi precoce" a pagina seguente).

La conta dei linfociti CD4

Consiste nella misurazione della quantità di linfociti CD4 (un tipo particolare di globuli bianchi) nell'organismo: il risultato è espresso come numero di CD4 per microlitro (millesimo di millilitro) di sangue.
In assenza di contagio da HIV il numero assoluto di CD4 per microlitro di sangue è in media tra 1.000 e 1.100.
Nelle persone con infezione da HIV questo valore può calare, provocando un malfunzionamento del sistema immunitario e aumentando il rischio di infezioni da funghi o batteri, dalle quali l'organismo non riesce più a difendersi. Se il numero di CD4 per microlitro scende sotto 200, è opportuno assumere antibiotici contro alcune di queste infezioni.
Oltre al valore assoluto dei CD4, è importante anche la loro percentuale rispetto a un altro tipo di globuli bianchi, i linfociti CD8.
Nelle persone sane il rapporto tra CD4 e CD8 è compreso tra 1 e 2, mentre in presenza di contagio da HIV può scendere molto al di sotto di 1.

Il **Western Blot** è un esame di conferma e viene eseguito dopo il test ELISA in caso di risultato dubbio o positivo. Detto anche **immunofissazione**, consente di identificare in laboratorio una determinata proteina mediante il riconoscimento da parte di anticorpi specifici. Il Western Blot è più sicuro, ma non viene utilizzato come primo test a causa del costo piuttosto elevato. Come il test ELISA, anche l'immunofissazione verifica solo l'eventuale presenza di anticorpi antivirali, mentre per valutare se e quanto il virus abbia danneggiato il sistema immunitario è necessario eseguire un altro esame, la **conta dei linfociti CD4** (vedi approfondimento "La conta dei linfociti CD4" a pagina 68).

Come si fanno

Entrambi gli esami consistono in un prelievo di sangue da una vena del braccio. I test possono essere fatti gratuitamente presso le strutture pubbliche con un laboratorio attrezzato e, per legge, sono volontari, cioè è necessario esprimere il proprio consenso per iscritto (anche in caso di ricovero ospedaliero), dopo aver ricevuto informazioni sulle loro modalità e caratteristiche.

Prima dell'esame

Non è necessaria alcuna preparazione specifica per affrontare questi esami.

Test di diagnosi precoce

Test dell'antigene p24

È la ricerca nel sangue di una proteina presente nella parte interna del virus, che indica un'elevata capacità del virus di replicarsi. L'antigene p24 è presente nel sangue sia nel periodo immediatamente successivo al contagio sia nelle fasi avanzate della malattia. Il test può essere fatto 2-6 settimane dopo il possibile contagio. Un risultato negativo di questo esame non ha comunque valore definitivo e occorre sempre sottoporsi al test ELISA dopo 3 e 6 mesi.

Test della PCR

Studia la presenza nel sangue del DNA o del RNA del virus, con metodi che ne moltiplicano quantità anche piccolissime per poi identificarlo e quantificarlo. Il metodo di moltiplicazione più usato è la PCR (acronimo per *Polymerase Chain Reaction*). Per l'HIV ne esistono di due tipi: la PCR quantitativa che misura la quantità di virus nel sangue, e la PCR qualitativa che rileva la presenza di materiale genetico virale.
La PCR qualitativa è in grado di identificare la presenza del virus dopo 11 giorni dal possibile contagio.

Test combinati

Per la diagnosi precoce possono essere usate combinazioni di singoli test, come ELISA-p24, ELISA-PCR o ELISA-p24-PCR. Per quest'ultimo test, un risultato negativo è considerato attendibile nel 99% dei casi dopo 28 giorni dal possibile contagio, ma la sua affidabilità è elevata già 15 giorni dopo l'evento a rischio.
Anche in questo caso va comunque eseguito il test ELISA dopo 6 mesi.

Dopo l'esame

Dopo l'estrazione dell'ago per il prelievo, è necessario tenere premuto un batuffolo di cotone nella sede della puntura per almeno 1 o 2 minuti, per evitare ematomi. I risultati possono essere comunicati solo a chi si sottopone al test o ai suoi tutori legali, e mai per lettera o per telefono. È possibile eventualmente autorizzare per iscritto il medico a riferire il risultato dell'esame ad altri.

Quali sono i rischi

Non ci sono particolari rischi associati all'esecuzione di questo esame. Al massimo, la puntura necessaria per il prelievo può provocare un lieve dolore.

Come interpretare i risultati

Il risultato dei test è **positivo** se nel sangue viene rilevata la presenza di anticorpi contro il virus (in questo caso si parla di sieropositività all'HIV), mentre è **negativo** quando nel sangue non vi è traccia degli anticorpi (sieronegatività all'HIV).

Più in dettaglio, se il test ELISA dà esito negativo ed è stato effettuato 6 mesi dopo l'ultimo comportamento a rischio è inutile ripeterlo (l'esito finale è sieronegativo).

Se invece il test ELISA è positivo, il risultato deve essere confermato attraverso il Western Blot; se anche questo è positivo significa che l'infezione da HIV è in corso (esito finale sieropositivo).

Test di coagulazione

Si tratta di esami che servono a verificare il buon funzionamento della **coagulazione fisiologica**, cioè del processo di formazione di un tappo (o **coagulo**), in seguito a una ferita (che comporta la lesione di un vaso sanguigno), a partire da alcuni costituenti del sangue: le **piastrine** (vedi paragrafo "Emocromo" a pagina 29) e la **fibrina**, una proteina sintetizzata proprio nel corso del processo di coagulazione. I test più comuni sono:

- il **conteggio piastrinico**, cioè la determinazione della concentrazione di piastrine nel sangue; la diminuzione delle piastrine causa un allungamento della durata dell'emorragia;

- il **tempo di protrombina (PT)**, cioè il tempo necessario per la formazione del coagulo di fibrina. L'esame è molto usato per controllare l'effetto della terapia anticoagulante orale (TAO). Per migliorare l'efficienza dell'esame, da diversi anni è stato introdotto l'**INR** (*International Normalised Ratio*), cioè il rapporto tra il PT determinato sul campione in esame e la media dei PT del laboratorio che effettua l'analisi; in questo modo si ottiene un valore numerico uniforme anche tra laboratori che usano reagenti differenti;

- il **tempo di tromboplastina parziale attivata (APTT)**, un parametro che serve per valutare il tempo necessario alla coagulazione del sangue e non è influenzato dalla carenza di piastrine. Anche in questo caso, per migliorare l'efficienza dell'esame è stato introdotto l'***APTT Ratio***, cioè il rapporto tra l'APTT del campione in esame e la media dei valori ottenuti nel laboratorio che effettua l'analisi.

A cosa servono

Questi esami servono per valutare se il processo di coagulazione avviene nel modo e nei tempi corretti. La coagulazione, infatti, può essere alterata da varie malattie, e attraverso questi test è possibile verificare l'efficacia dell'interazione tra tutti gli "attori" coinvolti nel processo.

Come si fanno

I test di coagulazione consistono nell'analisi del sangue prelevato da una vena del braccio. Per preservare tutti i fattori della coagulazione e poter eseguire correttamente i test, al sangue prelevato viene aggiunto un anticoagulante, di solito sodio citrato. Il conteggio piastrinico viene eseguito insieme alla determinazione dell'emocromo con appositi apparecchi automatici (vedi paragrafo "Emocromo" a pagina 29).

Il tempo di protrombina e quello di tromboplastina parziale attivata sono misurati con un analizzatore automatico.

Prima dell'esame

Non è necessaria alcuna preparazione specifica per eseguire questi esami. È necessario, però, informare il medico se si assumono antibiotici, supplementi di vitamina K, acido acetilsalicilico o contraccettivi orali, in quanto questi farmaci possono alterare i risultati degli esami.

Dopo l'esame

Dopo l'estrazione dell'ago per il prelievo, è necessario tenere premuto un batuffolo di cotone nella sede della puntura per almeno 1 o 2 minuti, per evitare ematomi.

Quali sono i rischi

Non ci sono particolari rischi associati all'esecuzione di questo esame. Al massimo, la puntura necessaria per il prelievo può provocare un lieve dolore.

Come interpretare i risultati

I valori considerati normali per i parametri considerati nei test di coagulazione sono riportati nella tabella a pagina seguente.

Valori superiori alla norma ottenuti dal **conteggio piastrinico** possono indicare la presenza di diverse malattie (tra cui un carcinoma, la leucemia, il morbo di Hodgkin, un'osteomielite), ma anche una carenza di ferro, un esercizio fisico eccessivo, un trauma, un'infiammazione o l'assunzione di vitamina B12. Le piastrine si alzano anche, fisiologicamente, dopo il parto. Anche una bassa concentrazione di piastrine può indicare la presenza di malattie (tra cui l'anemia aplastica, la leucemia, un linfoma, la malaria), ma anche un'infezione virale, un deficit di vitamina B12 o l'assunzione di alcuni farmaci (antibiotici, barbiturici, diuretici, ipoglicemizzanti orali, farmaci che abbassano la glicemia stimolando la produzione di insulina dal pancreas).

Il **tempo di protrombina** risulta prolungato, per esempio, in caso

di malattie del fegato e di un disturbo della coagulazione detto coagulazione vascolare disseminata (DIC).
Infine, il **tempo di tromboplastina parziale attivata** risulta superiore al normale in caso di disturbi della coagulazione come la malattia di von Willebrand e l'emofilia, di terapia con eparina (un anticoagulante), di coagulazione intravascolare disseminata, di alcune malattie autoimmuni come il lupus, di insufficienza renale grave e in presenza di deficit di vitamina K.

VALORI DEI PARAMETRI DEI TEST DI COAGULAZIONE

Parametro	**Valori normali**
Piastrine	150-400 mila/µl (per microlitro)
PT	12-14 s (secondi)
INR	0,9-1,2
APTT	fino a 40 s
APTT Ratio	0,8-1,2

TEST PER LA TROMBOFILIA

Sono esami che servono per individuare i fattori associati alla trombofilia, una condizione in cui il sangue coagula in modo eccessivo e che, quindi, aumenta il rischio di trombosi, cioè di formazione di coaguli all'interno dei vasi sanguigni, soprattutto le vene (vedi anche approfondimento "La trombofilia" in fondo alla pagina).
I test consigliati per lo studio della trombofilia sono:

- mutazione del fattore V di Leiden;
- mutazione G20210A del fattore II della coagulazione (protrombina);
- proteina C;
- proteina S libera;
- resistenza alla proteina C attivata;
- antitrombina III;
- anticoagulante di tipo lupico (LAC);
- anticorpi antifosfolipidi;
- elevati valori di fattore VIII;
- mutazione del gene MTHFR (Metilen-tetra-idrofolato-reduttasi) e omocisteina basale.

La trombofilia

La trombofilia è causata da una viscosità anomala del sangue, dovuta a concentrazioni troppo alte dei fattori di coagulazione e di alcune proteine normalmente presenti nel sangue. Può essere ereditaria oppure acquisita, cioè si sviluppa durante il corso della vita.
È una condizione che aumenta il rischio di sviluppare una trombosi. Infatti, quando il sangue forma un coagulo (trombo) all'interno di un vaso sanguigno, questo aderisce alle sue pareti e le ostruisce parzialmente o completamente, impedendo il flusso del sangue: in questa situazione può verificarsi un evento trombotico, cioè un ictus, un infarto o un'embolia polmonare. Il rischio di trombosi aumenta, in particolare, in presenza di traumi, immobilizzazione prolungata (per esempio nel caso di ricovero ospedaliero), parto, interventi chirurgici, neoplasie e assunzione di estroprogestinici (per esempio i contraccettivi orali).

A cosa servono

Questi esami consentono di individuare una predisposizione alla formazione di trombi; questo permette di attuare eventuali misure preventive attraverso un'opportuna terapia anticoagulante, specialmente in presenza di fattori di rischio (necessità di interventi chirurgici, immobilità forzata, assunzione di pillola anticoncezionale ecc.).
È importante notare che, rispetto ad altri tipi di esami del sangue, i test specifici per la trombofilia sono più complessi da eseguire e questo comporta un'alta variabilità di risultati e una significativa percentuale di errori diagnostici tra i diversi laboratori. È importante, quindi, che questi esami siano eseguiti presso laboratori qualificati e che siano effettuati solo se il medico li ritiene indispensabili.
Infatti, i test sono indicati solo per alcune categorie di pazienti:

- le persone che hanno sintomi di tromboembolia venosa (TEV), cioè difficoltà a respirare, dolore al torace e tachicardia che fanno sospettare un'occlusione dei vasi sanguigni dovuta alla presenza di trombi;

- i familiari di primo grado delle persone con trombofilia di origine ereditaria;

- le donne che soffrono di emicrania con aura (cioè caratterizzata da dolore solo da un lato della testa e preceduta da sintomi temporanei come disturbi della vista, senso di addormentamento della bocca, delle dita e della lingua) dovuta all'assunzione di contraccettivi a base di estroprogestinici;

- le donne che hanno avuto aborti ripetuti.

Come si fanno

Questi esami prevedono il prelievo di sangue da una vena del braccio.

Prima dell'esame

Non è necessaria alcuna preparazione specifica per eseguire questi esami.

Dopo l'esame

Dopo l'estrazione dell'ago per il prelievo, è necessario tenere premuto un batuffolo di cotone nella sede della puntura per almeno 1 o 2 minuti, per evitare ematomi.

Quali sono i rischi

Non ci sono particolari rischi associati all'esecuzione di questi esami. Al massimo, la puntura necessaria per il prelievo può provocare un lieve dolore.

Come interpretare i risultati

Un risultato positivo dei test per la ricerca del LAC, degli anticorpi antifosfolipidi e della mutazione del gene MTHFR (con conseguente aumento dell'omocisteina), così come livelli alti di fattore VIII possono indicare una trombofilia congenita. Il rischio associato è più alto per il LAC e gli anticorpi antifosfolipidi. La presenza della mutazio-

I fattori di rischio genetici

La maggior parte delle mutazioni genetiche che predispongono alla trombosi si presenta in forma eterozigote e chi ne è affetto ha una possibilità su due di trasmettere questa predisposizione ai figli, indipendentemente dal sesso. Queste mutazioni riguardano:

- il **fattore V di Leiden**: la mutazione in Italia riguarda il 2-3% della popolazione (eterozigoti), che hanno un rischio 8 volte maggiore di sviluppare una trombosi rispetto a chi non presenta la mutazione: la mutazione omozigote è molto più rara (0,02%), ma il rischio è 80 volte più alto di quello della popolazione comune.
Il rischio cresce in presenza di altre condizioni: per esempio, l'assunzione di contraccettivi orali lo aumenta di 30 volte nelle donne eterozigoti. In gravidanza, questa mutazione aumenta il rischio di aborto spontaneo, eclampsia e difetti della placenta;

- il **fattore II della coagulazione** (protrombina): la mutazione riguarda il 2-3% della popolazione (eterozigoti) e aumenta di 3 volte il rischio di trombosi;

- l'**enzima MTHFR**: la mutazione impedisce all'enzima di svolgere il suo compito nella trasformazione dell'omocisteina in metionina, e quindi provoca l'aumento dei livelli di questa sostanza nel sangue, con conseguente crescita del rischio di trombosi, soprattutto in carenza di acido folico.

ne del fattore V di Leiden e della protrombina G20210A, così come bassi valori di antitrombina III e delle proteine S e C possono invece indicare una predisposizione genetica alla trombosi. In questo caso, i deficit di antitrombina III e delle proteine S e C sono i fattori che aumentano maggiormente il rischio, ma sono anche molto più rari.
In ogni caso, poiché questi esami sono complessi e i risultati possono essere influenzati anche dalla presenza di altre condizioni fisiologiche o malattie e dall'assunzione di farmaci, da soli non forniscono esiti certi, ma vanno valutati nel contesto delle informazioni sul paziente, sui familiari e sulla loro storia medica (anamnesi), in particolare per quanto riguarda gli eventi trombotici.

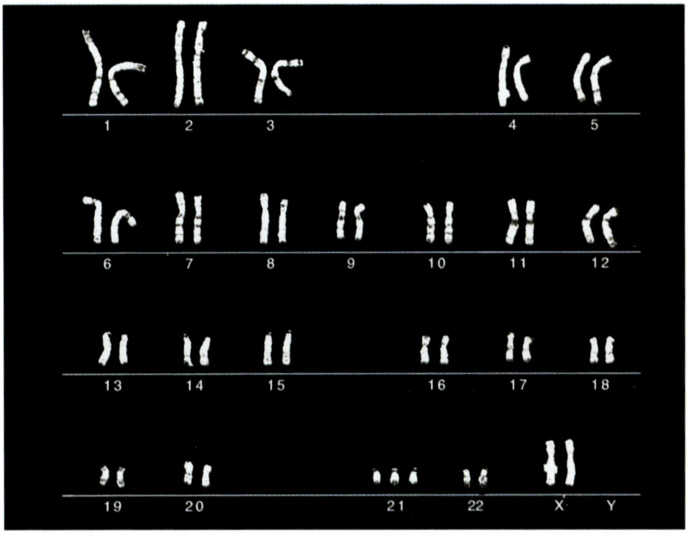

La sindrome di Down è un'anomalia genetica caratterizzata dalla presenza di un cromosoma 21 in più

Triplo test (Tri-test)

È un esame di screening prenatale, cioè viene eseguito sulle donne in gravidanza durante il secondo trimestre di gestazione, allo scopo di ottenere indicazioni riguardo al rischio di anomalie cromosomiche del feto o di malattie dovute a un difetto di sviluppo del tubo neurale.
Consiste nella misurazione di tre sostanze prodotte dal feto e dalla placenta, che si ritrovano nel sangue materno:

- alfa-fetoproteina (AFP);
- estriolo non coniugato (uE3);
- gonadotropina corionica umana (HCG).

Esiste anche una variante, chiamata **quadruplo test**, in cui, in aggiunta ai livelli di queste tre sostanze, viene misurata anche la concentrazione di inibina A.

A cosa serve

Il dosaggio contemporaneo di queste tre sostanze nel sangue materno, incrociato con l'età della madre, consente di valutare in modo sufficientemente attendibile la probabilità che il feto sia affetto da malattie cromosomiche (come la sindrome di Down) o da difetti del tubo neurale (come la spina bifida). In presenza di tali anomalie, in-

Altri esami di diagnosi prenatale

Duo-test
Si effettua nel primo trimestre, preferibilmente all'11ª settimana di gestazione (e comunque tra la 10ª e la 14ª) e consiste nella misurazione nel sangue materno della concentrazione della beta-HCG e della proteina plasmatica A associata alla gravidanza (PAPP-A). I valori di queste due sostanze, incrociati con l'età materna e l'epoca gestazionale, forniscono la probabilità che il feto sia affetto da anomalie cromosomiche.

Translucenza nucale
È un'ecografia che si effettua tra la 10ª e la 13ª settimana di gravidanza, per misurare la plica retronucale, cioè lo spessore della parte compresa tra la cute e la colonna vertebrale del feto, dietro il collo. Se questo valore aumenta, è possibile che il feto sia affetto da sindrome di Down. Tuttavia, questo esame da solo non è abbastanza sensibile e deve essere associato ad altri test per fornire un risultato attendibile.

Test combinato
Associa il duo-test con la translucenza nucale e va effettuato tra l'11ª e la 13ª settimana di gestazione.

Test integrato
Combina i risultati del test combinato (primo trimestre) e del quadruplo test (secondo trimestre) ed è considerato l'esame non invasivo più affidabile.

fatti, i valori di queste sostanze nel sangue materno risultano alterati rispetto a quelli normali. Come tutti gli altri esami prenatali indiretti, o non invasivi, il triplo test serve a fornire un'indicazione del rischio che il feto sia affetto da questo tipo di anomalie, utile per decidere se sottoporsi successivamente a esami invasivi, come l'amniocentesi (vedi *Esami medici volume 2 - Esami strumentali*), che danno risposte certe a fronte, però, di un rischio, per quanto modesto, di aborto.
Inoltre, sono possibili risultati falsi positivi, quando cioè il test segnala un'anomalia che in realtà non c'è, oppure falsi negativi, quando il risultato esclude un'anomalia che in realtà è presente.
In base a queste caratteristiche, il triplo test è consigliato nelle donne sotto i 35 anni, considerate a basso rischio di malattie fetali. Il triplo test è in grado di individuare la sindrome di Down nel 70% circa dei casi.

Come si fa

L'esame consiste in un prelievo di sangue materno da una vena del braccio e viene di solito eseguito tra la 15ª e la 20ª settimana di gravidanza. Un programma computerizzato analizza i valori di AFP, uE3 e beta-HCG e li compara con l'età materna e l'epoca gestazionale, fornendo una stima della probabilità di malattia fetale.

Prima dell'esame

L'esame viene effettuato dopo avere definito esattamente con un'ecografia l'epoca di gestazione. Non è necessaria alcuna preparazione specifica per affrontare il prelievo.

Dopo l'esame

Dopo l'estrazione dell'ago per il prelievo, è necessario tenere premuto un batuffolo di cotone nella sede della puntura per almeno 1 o 2 minuti, per evitare ematomi.

Quali sono i rischi

Non ci sono particolari rischi associati all'esecuzione di questo esame. Al massimo, la puntura necessaria per il prelievo può provocare un lieve dolore.

Come interpretare i risultati

Se il test è **positivo** vuol dire che il rischio che il feto sia affetto da anomalie congenite o da difetti del tubo neurale è alto; questo però, come detto, non vuol dire che sia sicuramente malato. Se, per esempio, il rischio è 1 su 200 (1:200), ci sono 199 probabilità che il feto sia sano e una che non lo sia. Sulla base di questa stima, la donna può decidere se effettuare o meno l'amniocentesi per avere una risposta certa. La soglia del rischio attualmente utilizzata è di 1 su 250 (1:250): se il rischio è pari o superiore a questo valore, viene consigliata l'amniocentesi.
Un test **negativo**, viceversa, significa che il rischio di anomalie cromosomiche o di difetti del tubo neurale nel feto è basso, ma non offre la certezza di una reale assenza di queste malattie. L'esame, infine, è meno attendibile in caso di gravidanza gemellare o se la madre è diabetica.

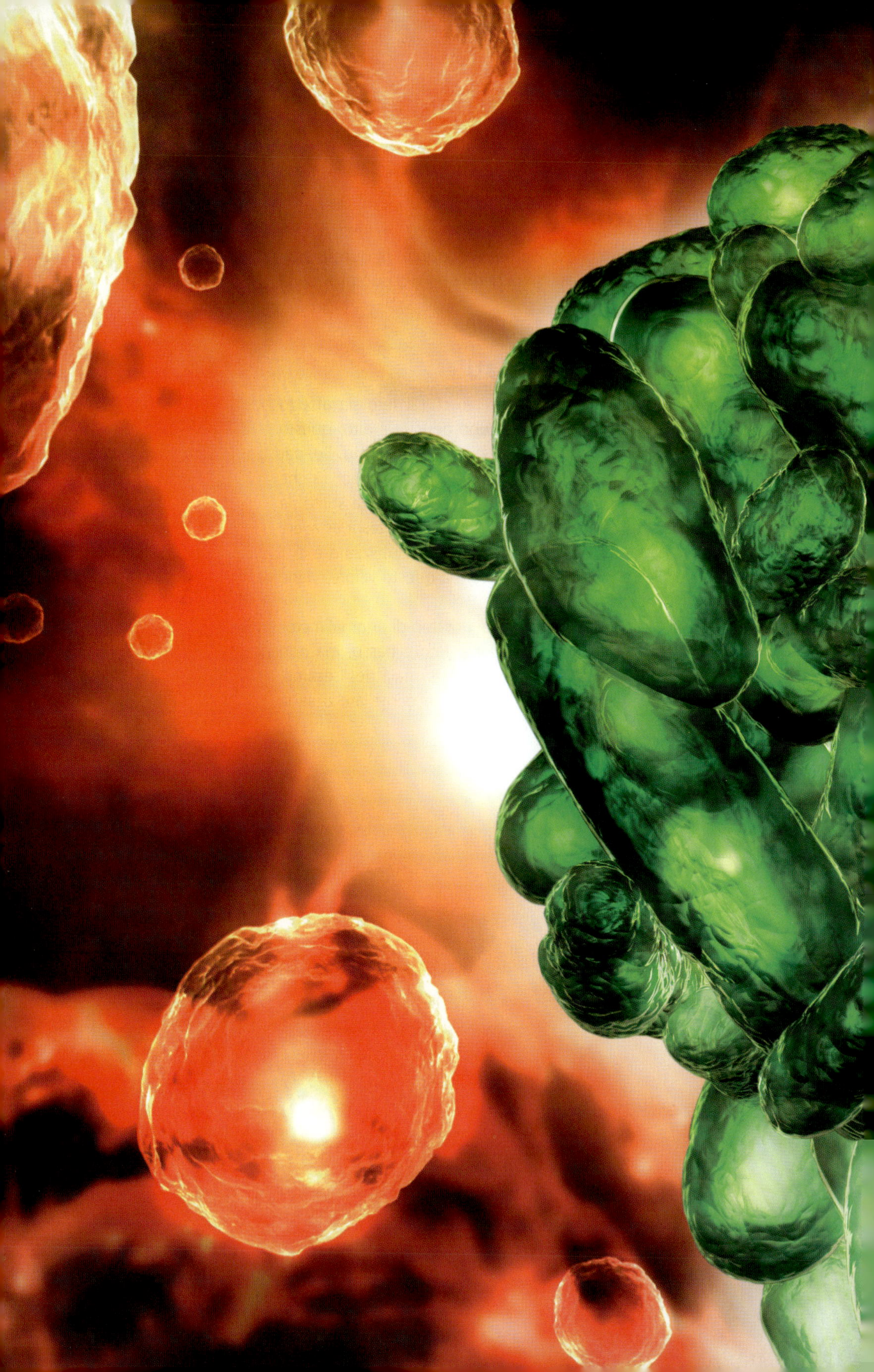

Capitolo 2

Esami delle feci e delle urine

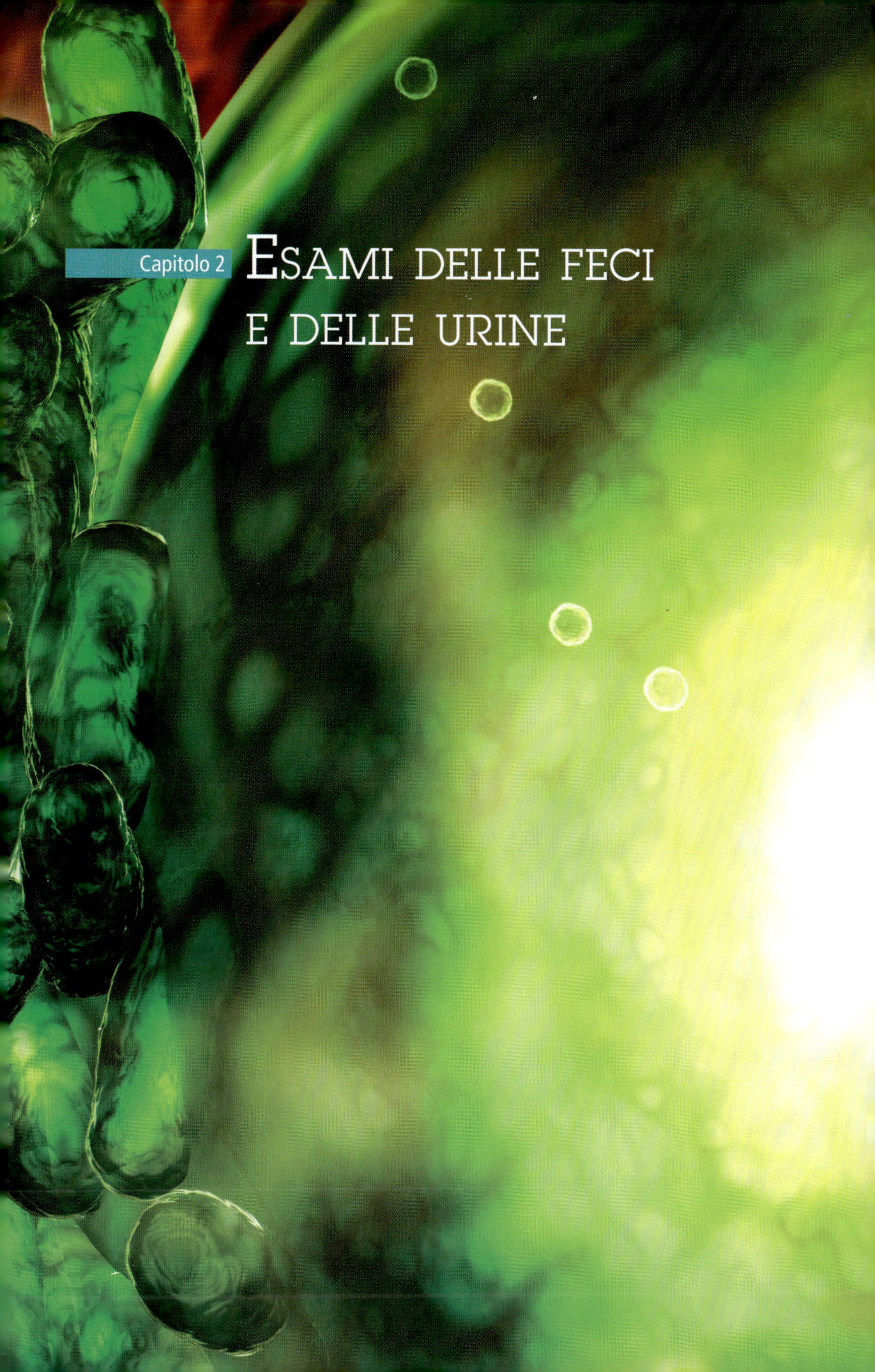

ESAMI DELLE FECI: COSA SONO E COME AFFRONTARLI

Gli esami delle feci servono a verificare la buona salute degli organi digestivi, la presenza di parassiti visibili al microscopio o di infezioni batteriche.

I disturbi dell'apparato digerente sono molto diffusi. Nei casi più comuni comportano difficoltà digestive, bruciori o reflusso, a volte associati a senso di nausea. Altri sintomi che compaiono di frequente sono il meteorismo e la stipsi.

È però possibile che questi semplici disturbi, se sono particolarmente forti o persistenti, costituiscano un segnale della presenza di malattie più serie, come per esempio un'ulcera gastroduodenale, una gastrite, calcoli al fegato o anche un'epatite, un tumore dello stomaco o del grosso intestino.

Inoltre, alcune malattie, come per esempio quelle vascolari o il diabete, anche se non rientrano nell'ambito delle patologie digestive, possono provocare effetti sulla funzionalità digestiva. Gli esami delle feci si inseriscono, quindi, all'interno di un percorso diagnostico mirato a individuare queste malattie, che può comprendere anche esami del sangue ed esami strumentali specifici.

In particolare, la coprocoltura è utile per individuare le infezioni intestinali e i germi che le provocano, mentre l'esame parassitologico consente di scoprire l'eventuale presenza di parassiti. Infine, la ricerca del sangue occulto nelle feci permette di diagnosticare le malattie che provocano sanguinamenti gastrointestinali ed è usato come esame di screening per il tumore del colon-retto.

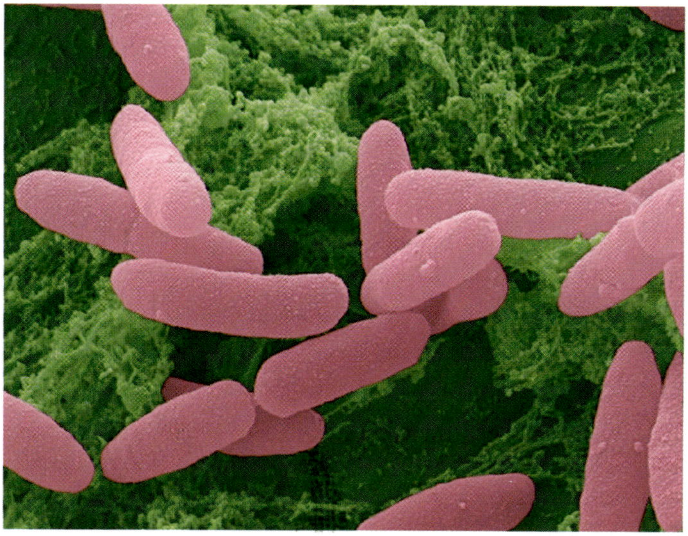

L'*Escherichia coli* vive nella parte inferiore dell'intestino

Coprocoltura

È un esame batteriologico che viene prescritto per diagnosticare una possibile infezione intestinale e per individuare i germi responsabili. Con la coprocoltura si ricercano normalmente:

- la **salmonella**, che è spesso presente nelle uova e nelle carni crude ed è responsabile di infezioni intestinali con diarrea, febbre, dolori addominali e presenza di muco e pus nelle feci;

- la **shigella**, che si può introdurre nell'organismo con l'acqua e con i cibi contaminati e provoca infezioni intestinali con sintomi simili a quelli della salmonella;

- il ***Campylobacter***, che è presente nelle carni bianche crude o poco cotte ed è tra le cause principali di enterite batterica;

- l'***Escherichia coli***, che si trasmette principalmente attraverso l'acqua e le verdure crude infette ed è responsabile della cosiddetta diarrea del viaggiatore, ma anche di malattie più gravi come la colite emorragica.

L'esame può comprendere anche la ricerca di altri microrganismi come il Clostridio, lo stafilococco, i vibrioni, la Yersinia, la candida (un fungo) e il rotavirus, che può provocare diarrea grave ed è pericoloso soprattutto nei bambini. Oltre che per diagnosticare le infezioni, l'esame può essere utilizzato anche per individuare eventuali portatori sani, che non presentano sintomi della malattia o che sono guariti, ma che inconsapevolmente continuano a eliminare i germi con le feci e possono contagiare altre persone.

A cosa serve

La coprocoltura è utilizzata per individuare eventuali microrganismi responsabili di infezioni intestinali che si manifestano con diarrea, febbre e dolori addominali.

Come si fa

È necessario raccogliere un campione di feci con un'apposita spatolina e metterlo in un contenitore sterile; se nelle feci è presente sangue o pus, è importante raccoglierlo con il campione, perché è più facile trovarvi eventuali batteri. Il contenitore deve essere consegnato subito al laboratorio che effettua l'analisi; se questo non è possibile, deve essere conservato al freddo per non più di 12-24 ore. Il kit che comprende il contenitore e la spatolina viene fornito direttamente dal laboratorio, oppure può essere acquistato in farmacia. In laboratorio viene effettuato un trattamento sul campione che favorisce la moltiplicazione di eventuali germi e quindi la loro individuazione.

Il batterio *Escherichia coli*

L'*Escherichia coli* è un batterio che si trova normalmente nell'intestino dell'uomo e di molti animali. Si nutre di zuccheri come lattosio e glucosio, che trasforma in acidi e gas tramite fermentazione, ed è di solito innocuo. Inoltre, contribuisce a produrre la vitamina K e protegge l'intestino da altri germi patogeni. Alcuni ceppi di questo batterio, però, possono causare disturbi, di solito episodi di diarrea che possono essere accompagnati da crampi addominali. Esistono poi, anche se rari in Italia, ceppi molto più pericolosi, in grado di provocare malattie emorragiche o una forma grave di insufficienza renale (sindrome emolitica uremica). Si può entrare in contatto con i ceppi patogeni di *Escherichia coli* per ingestione di acqua o cibi contaminati, soprattutto verdure fresche (in particolare lattuga e germogli), latte e succhi di frutta non pastorizzati, carne di manzo macinata non adeguatamente cotta (per esempio hamburger), salame.

Per prevenire l'infezione è quindi opportuno osservare alcune norme igieniche: lavarsi sempre bene le mani prima di toccare gli alimenti in preparazione e dopo aver toccato la carne cruda o essersi recati alla toilette.

È inoltre importante lavare accuratamente le verdure prima di consumarle e cuocere bene i prodotti a base di carne macinata, mantenendo sempre la carne cruda separata da quella cotta e pulendo adeguatamente gli utensili da cucina usati per la preparazione della verdura e della carne cruda.

Prima dell'esame

Non sono necessari accorgimenti particolari prima di effettuare l'esame. Infatti, con i test immunologici di ultima generazione, non sono più necessarie restrizioni dietetiche o farmacologiche.

Dopo l'esame

Si possono riprendere le normali attività senza particolari accorgimenti.

Quali sono i rischi

Poiché le feci possono contenere microrganismi infettivi, è importante utilizzare il kit in dotazione per il prelievo del campione e lavarsi bene le mani dopo l'operazione.

Come interpretare i risultati

Se il test è negativo vi è assenza di infezione. In caso di positività, il referto riporta il nome del germe identificato.

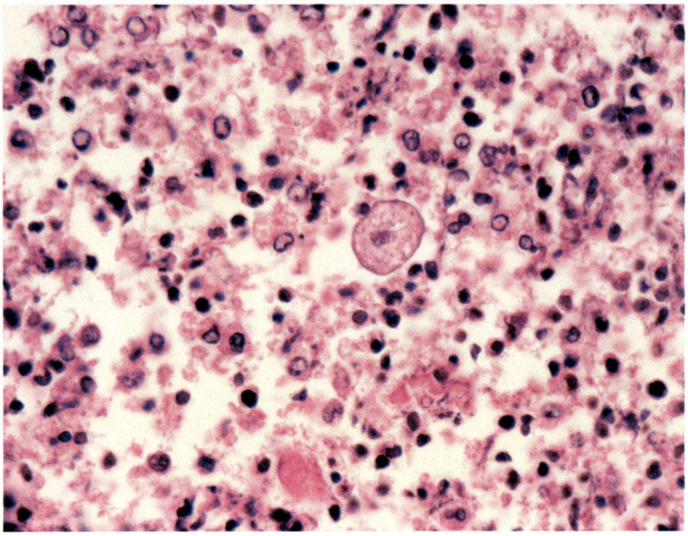

L'amebiasi è una forma di dissenteria dovuta a un parassita individuabile con l'esame delle feci

ESAME PARASSITOLOGICO

È un esame in cui un campione di feci viene analizzato al microscopio per scoprire l'eventuale presenza di un parassita, oppure delle sue larve o uova.
I parassiti più diffusi nell'uomo sono l'**ascaride**, l'**ossiuro**, la **tenia**, la **giardia** e le **amebe**.

A cosa serve

Questo esame è utilizzato per la diagnosi di eventuali infestazioni intestinali dovute a parassiti, in presenza di diarrea, dolori addominali e prurito anale persistente.

Come si fa

La procedura di raccolta è uguale a quella della coprocoltura (vedi paragrafo "Coprocoltura" a pagina 83).
I campioni dovrebbero essere almeno tre, raccolti in giorni differenti, dato che molti parassiti non vengono eliminati dall'intestino a ogni evacuazione, ma solo periodicamente. Dopo la raccolta del campione le feci devono essere consegnate subito al laboratorio che effettuerà l'esame; se questo non è possibile, devono essere conservate in alcol polivinilico, già presente nel contenitore di raccolta delle feci per l'esame parassitologico, che ne favorisce la conservazione.

Prima dell'esame

Non sono necessari accorgimenti particolari prima di effettuare l'esame. Infatti, con i test immunologici di ultima generazione, non sono più necessarie restrizioni dietetiche o farmacologiche.

Dopo l'esame

Si possono riprendere le normali attività senza particolari accorgimenti.

Quali sono i rischi

Poiché le feci possono contenere microrganismi infettivi, è importante utilizzare il kit in dotazione per il prelievo del campione e lavarsi bene le mani dopo l'operazione.

Come interpretare i risultati

Il test negativo indica assenza di infestazione parassitaria nell'intestino. In caso di positività, il referto riporta il nome del parassita identificato.

RICERCA DEL SANGUE OCCULTO

È un esame che consente di individuare nelle feci microscopiche tracce di sangue, invisibili a occhio nudo ma rilevabili in laboratorio grazie a reagenti appositi.

A cosa serve

Questo esame consente di individuare numerose malattie che provocano sanguinamenti gastrointestinali: tra queste ci sono l'ulcera duodenale o gastrica, le varici esofagee, la colite ulcerosa, i polipi o i tumori dello stomaco e dell'intestino.
È utilizzato anche come test di screening per il tumore del colon-retto (vedi approfondimento "La diagnosi precoce del tumore del colon-retto" in fondo alla pagina).

Come si fa

È necessario raccogliere un campione di feci del mattino per tre giorni consecutivi, utilizzando l'apposito kit composto da contenitore e spatolina. Le modalità sono quelle descritte nel paragrafo "Coprocoltura" a pagina 83.
I campioni devono essere conservati in frigorifero e consegnati il più presto possibile in laboratorio per l'analisi. I risultati possono esse-

La diagnosi precoce del tumore del colon-retto

La ricerca del sangue occulto nelle feci è un esame importante per la diagnosi precoce del cancro del colon-retto, il secondo tumore più diffuso in Europa, dopo quello del polmone tra gli uomini e quello della mammella tra le donne. Se individuato precocemente, questo tumore può essere curato e guarito in un'altissima percentuale di casi.
Il Ministero della Salute consiglia di effettuare la ricerca del sangue occulto nelle feci in tutte le persone tra i 50 e i 74 anni, anche se non presentano alcun sintomo (screening), in quanto spesso questo tumore non provoca disturbi per anni.
Se l'esito è negativo, l'esame va ripetuto dopo 2 anni; se è positivo, invece, è necessario sottoporsi alla colonscopia (vedi *Esami medici volume 2 – Esami strumentali*) per accertare la presenza o meno del tumore.
Un altro esame, più invasivo, per la diagnosi precoce del colon-retto è la sigmoidoscopia (vedi *Esami medici volume 2 – Esami strumentali*), che consente di individuare eventuali tumori allo stadio iniziale o polipi che potrebbero trasformarsi in tumori.
Anche in questo caso, la conferma della diagnosi deve essere fatta con la colonscopia. Si consiglia una sigmoidoscopia ogni 10 anni dopo i 50 anni.

re falsamente positivi se l'esame viene effettuato durante il periodo mestruale o se sono presenti sanguinamenti delle gengive.

Prima dell'esame

Non sono necessari accorgimenti particolari prima di effettuare l'esame. Infatti, con i test immunologici di ultima generazione, non sono più necessarie restrizioni dietetiche o farmacologiche.

Dopo l'esame

Si possono riprendere le normali attività senza particolari accorgimenti.

Quali sono i rischi

Poiché le feci possono contenere microrganismi infettivi, è importante utilizzare il kit in dotazione per il prelievo del campione e lavarsi bene le mani dopo l'operazione.

Dieta e prevenzione

Una dieta appropriata riduce il rischio di tumore del colon-retto.
In base ai dati scientifici, infatti, un'alimentazione ricca di grassi animali e proteine può favorire la trasformazione di eventuali polipi presenti nel colon in tumori.
Gli alimenti ricchi di fibre, come la crusca, hanno invece un ruolo protettivo.
Ecco alcuni semplici consigli alimentari che possono aiutare a prevenire questa malattia, suggeriti dal *National Cancer Institute* statunitense:

- ridurre l'assunzione di grassi animali al 30% delle calorie totali;
- consumare quotidianamente frutta e verdura;
- limitare l'alcol a un bicchiere di vino a pasto;
- evitare di ingrassare e dimagrire se si è obesi;
- aumentare l'apporto di fibre;
- limitare al massimo il consumo di cibi con conservanti (compreso il sale) o affumicati.

Come interpretare i risultati

Il test normale è negativo. Se l'esame rileva sangue nelle feci, questo può essere dovuto alla presenza di varici esofagee, di gastrite, di ulcera gastrica o duodenale, di diverticolite, di polipi intestinali, di cirrosi epatica, di tumori gastrointestinali. Si può trovare sangue nelle feci anche in caso di alcolismo e di epistassi; oppure per la presenza di emorroidi o ragadi.

ESAMI DELLE URINE: COSA SONO E COME AFFRONTARLI

L'urina è il liquido prodotto dai reni che filtrano il sangue per depurarlo dalle sostanze di scarto prodotte dal metabolismo, cioè dall'insieme delle reazioni chimiche che avvengono nell'organismo.
Le sostanze di scarto sono composte da tossine, scorie e i liquidi in eccesso e vengono eliminate attraverso l'urina.
I reni hanno anche una funzione di regolazione dell'equilibrio fra acqua e sali minerali nell'organismo, della pressione arteriosa e dei livelli di globuli rossi nel sangue; inoltre partecipano alla produzione di sostanze fondamentali per lo sviluppo e per il mantenimento dell'organismo.
A causa del loro ruolo centrale e complesso nella regolazione di processi fondamentali per il corpo umano, il corretto funzionamento dei reni è molto importante.
Gli esami delle urine, insieme a specifici esami del sangue, permettono di diagnosticare le disfunzioni dei reni, ma anche molte altre malattie, per esempio infezioni, malattie del fegato o del metabolismo e diabete.
Questi esami comprendono prima di tutto le analisi delle urine, che valutano numerosi parametri e vengono prescritte per aiutare la diagnosi di un gran numero di malattie, non solo dei reni. La clearance della creatinina, invece, permette di valutare la capacità del rene di eliminare le sostanze di scarto. Infine, l'urinocoltura consente di individuare un'eventuale infezione urinaria e il germe che l'ha provocata.

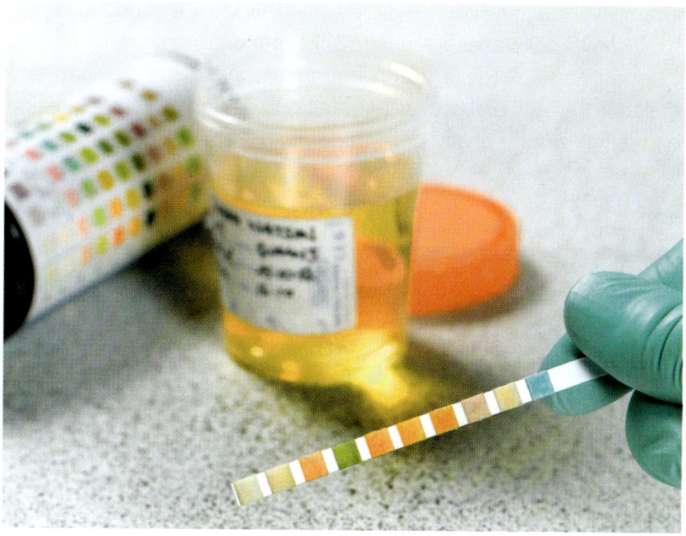

L'analisi delle urine permette di individuare condizioni patologiche dei reni e delle vie urinarie

Analisi delle urine

È un esame che valuta le caratteristiche dell'urina e comprende l'esame chimico-fisico e quello microscopico del sedimento urinario, cioè della parte che si deposita in fondo alla provetta dopo la centrifugazione.

A cosa serve

L'esame permette di valutare un'ampia gamma di parametri, che possono essere indizio di anomalie o di malattie in corso. Tra questi vanno segnalati il **volume urinario**, rilevabile attraverso una raccolta delle urine nell'arco delle 24 ore (vedi approfondimento dedicato qui a fianco), l'**aspetto**, la **densità** e il **pH**, cioè il grado di acidità.
Per esempio, il volume urinario può aumentare per un'eccessiva introduzione di liquidi, per un'incapacità del rene di riassorbire l'acqua filtrata o i soluti filtrati come il sodio. Viceversa, una riduzione del volume urinario si verifica in caso di ritenzione idrica, disidratazione e malattie renali.

La raccolta delle urine delle 24 ore

Si usa per valutare il volume urinario.
Le corrette modalità di raccolta sono le seguenti:

- utilizzare contenitori appositi (bidoncini a bocca larga con tappo a vite) forniti dal laboratorio che effettua l'analisi;
- scartare la prima urina del mattino;
- raccogliere nel contenitore tutte le urine emesse nelle 24 ore successive, terminando con la prima urina del giorno successivo, che va raccolta nel contenitore;
- consegnare il contenitore in laboratorio entro le 9 del mattino.

Il campo di indagine offerto dall'esame delle urine è vasto e complesso, e molte delle analisi eseguite sul campione possono servire alla diagnosi non solo delle disfunzioni renali, ma anche di molte altre malattie tra cui il diabete, alcune malattie del fegato, certe infezioni o infiammazioni. L'analisi delle urine può essere prescritta in diverse

ESAME CHIMICO-FISICO

Parametro	Valori normali	Anomalie
pH	4,5-7,5	Urine acide (pH < 4,5): si formano in caso di calcoli renali o nel diabete scompensato; urine alcaline (pH > 7,5): a causa dell'assunzione di farmaci a base di bicarbonato di sodio o citrato di potassio o per infezioni delle vie urinarie
Peso specifico (Ps)	1.010-1.030	Se è più alto del normale: l'organismo è povero di liquidi (per es. nel diabete scompensato e con l'assunzione di diuretici); se è più basso: viene eliminata troppa acqua (per es. nell'insufficienza renale cronica e nel diabete insipido)
Aspetto	Limpido e color paglierino	Colore e limpidezza che variano: indizio di infezione delle vie urinarie con presenza di pus, muco o batteri, o di urine molto concentrate o diluite; sfumatura rossa: presenza di sangue (per es. contaminazione da mestruazioni, malattie renali o porfiria congenita); colore arancio: elevata quantità di urobilina, indizio di malattie del fegato o del sangue
Emoglobina	Assente	Se presente: infezioni o infiammazioni renali, trasfusioni di sangue incompatibile, contaminazione mestruale, ustioni estese o da malaria in atto
Glucosio	Assente	Presenza di zucchero: indica probabilmente diabete, ma può essere associata anche a disturbi della tiroide o del fegato, da ustioni estese o da fibrosi cistica in stadio avanzato
Proteine	Assenti o in quantità minima	Basse quantità: sforzi fisici o febbre; quantità elevate: indizio di diabete mellito o di danno renale
Corpi chetonici	Assenti	Se presenti: diabete scompensato, epatite cronica o digiuno prolungato
Bilirubina	Fino a 0,02 mg/ 100 ml	Quantità maggiori colorano le urine di scuro: epatite virale acuta, cirrosi epatica o anemia emolitica
Pigmenti biliari	0,5-2,5 mg	Aumento: può indicare epatiti virali e tossiche, cirrosi, tumore del fegato, anemia emolitica, ostruzione al deflusso della bile; assenza: indica un grave disturbo della funzionalità epatica
Nitriti	Assenti	Se presenti: infezione batterica

situazioni, per esempio nell'ambito di un check-up, in gravidanza, in caso di ricovero ospedaliero o di intervento chirurgico.
Inoltre, il test viene utilizzato nelle persone con malattie acute o croniche, per esempio le malattie renali, per seguire l'andamento della funzionalità renale e valutare la risposta alle terapie.

Come si fa

Per effettuare l'esame è sufficiente raccogliere un campione di 10 ml (millilitri) delle prime urine del mattino. L'urina deve essere raccolta in un contenitore sterile a bocca larga fornito dal laboratorio o acquistato in farmacia, dopo aver lavato accuratamente i genitali. Se non si può consegnare subito l'urina al laboratorio, il campione può essere conservato per qualche ora in frigorifero.
L'analisi completa delle urine prevede:

- l'**esame fisico**, che analizza il colore, la densità e la trasparenza delle urine;
- l'**esame chimico**, che ricerca la presenza e la quantità di alcune sostanze che forniscono informazioni sullo stato di salute dell'organismo;
- l'**esame microscopico**, che identifica e conta il tipo di cellule e di altre componenti microscopiche eventualmente presenti nell'urina.

ESAME MICROSCOPICO DEL SEDIMENTO		
Parametro	**Valori normali**	**Anomalie**
Leucociti (globuli bianchi)	0-2 per campo microscopico	Quantità maggiori: infezione delle vie urinarie
Eritrociti (globuli rossi)	0-2 per campo microscopico	Se presenti: disturbi della coagulazione, tumori, contaminazioni da mestruazioni, infiammazioni o danni renali, malattie epatiche, assunzione di farmaci come aspirina o anticoagulanti
Cellule epiteliali	Rare cellule Per campo	Aumento: può dipendere, per es., dal posizionamento di un catetere urinario
Cristalli	Assenti o rari	In concentrazioni elevate: malattie renali, epatiche o metaboliche come la gotta
Cilindri	Assenti	Se presenti: malattia renale
Batteri e miceti	Assenti	Se presenti: infezione

Il test standard comprende l'esame chimico-fisico, mentre quello microscopico si effettua se il medico lo ritiene necessario o se l'esame chimico-fisico ha dato esiti che possono indicare una malattia o comunque necessitano di approfondimento.

Prima dell'esame

È importante lavare accuratamente le mani e i genitali prima della raccolta, per non contaminare il campione. Le donne non dovrebbero fare l'esame nel periodo del ciclo mestruale, in quanto la presenza di sangue nell'urina potrebbe falsarne il risultato.

Dopo l'esame

Si possono riprendere le normali attività senza particolari accorgimenti.

Quali sono i rischi

L'esame non comporta alcun rischio.

Come interpretare i risultati

I valori normali possono variare a seconda del laboratorio che esegue le analisi, a causa dei diversi metodi usati.
Inoltre, se l'esame indica risultati diversi da quelli considerati normali, questo non implica necessariamente la presenza di una malattia.
È quindi importante consultare sempre il proprio medico di famiglia o lo specialista che ha prescritto l'analisi e non fare la diagnosi per proprio conto, basandosi unicamente sui risultati degli esami, e soprattutto non assumere farmaci di propria iniziativa.
Nelle tabelle riportate alle pagine precedenti sono riportati, a titolo esemplificativo, i valori normali e alcuni possibili risultati dell'esame chimico-fisico e dell'esame microscopico delle urine.

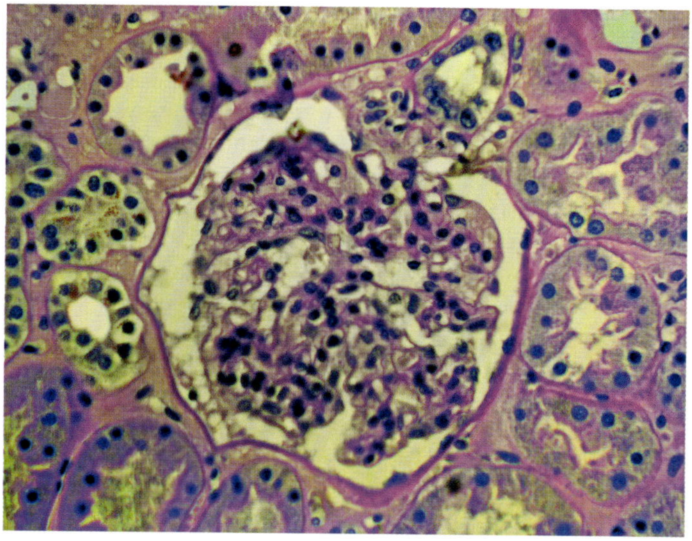

La glomerulonefrite è una malattia infiammatoria dei reni

Clearance della creatinina

È un esame che, insieme alle specifiche analisi del sangue (vedi paragrafo "Analisi della funzionalità renale" a pagina 11), consente di controllare il corretto funzionamento dei reni.
In condizioni normali la creatinina viene filtrata dal rene e l'esame determina la quantità di plasma "depurato" nell'unità di tempo (velocità di filtrazione glomerulare), attraverso il rapporto tra la creatinina eliminata con le urine nelle 24 ore e quella presente nel sangue.

A cosa serve

La determinazione della clearance della creatinina è importante per valutare la capacità del rene di fare da filtro, in particolare se c'è il sospetto di un deterioramento della funzionalità renale.

Come si fa

Il test viene effettuato su un campione di urine raccolte nelle 24 ore (vedi approfondimento "La raccolta delle urine delle 24 ore" a pagina 91). Scartando la prima minzione del mattino, le urine devono essere raccolte in un apposito contenitore con conservante (fornito dal laboratorio), a partire dal mattino presto e fino alla prima minzione del mattino successivo. È molto importante racco-

gliere tutte le urine delle 24 ore: se accidentalmente un campione non viene raccolto, occorre ricominciare il giorno successivo. La raccolta deve essere fatta ponendo molta attenzione a non contaminare il campione. Il contenitore deve essere conservato al freddo durante il periodo di raccolta. È necessario effettuare anche un prelievo di sangue per il dosaggio della creatinina nel siero (vedi paragrafo "Analisi della funzionalità renale" a pagina 11).
I risultati sono ottenuti attraverso specifici programmi computerizzati. In alternativa, la clearance della creatinina può essere calcolata con specifiche formule matematiche, evitando la raccolta delle urine.

Prima dell'esame

Nelle 8 ore precedenti l'esame è opportuno evitare l'attività fisica intensa, che potrebbe alterare il risultato del test.
È importante bere molta acqua (evitando il caffè) e non assumere diuretici nelle 24 ore precedenti l'esame.

I reni e l'apparato urinario

I reni sono formati da centinaia di migliaia di nefroni, che filtrano il sangue eliminando le sostanze di scarto attraverso l'urina. Attraverso l'uretere, l'urina prodotta dai reni passa attraverso due canali (gli ureteri) e viene raccolta nella vescica e successivamente eliminata attraverso l'uretra. I reni sono in grado di filtrare in media 180 l di sangue ogni giorno, producendo circa 1,5 l di urina.
Le ghiandole surrenali sono invece due ghiandole endocrine, con la funzione di secernere ormoni indispensabili all'organismo: sono indipendenti dai reni e non sono coinvolte in eventuali problemi di insufficienza renale.

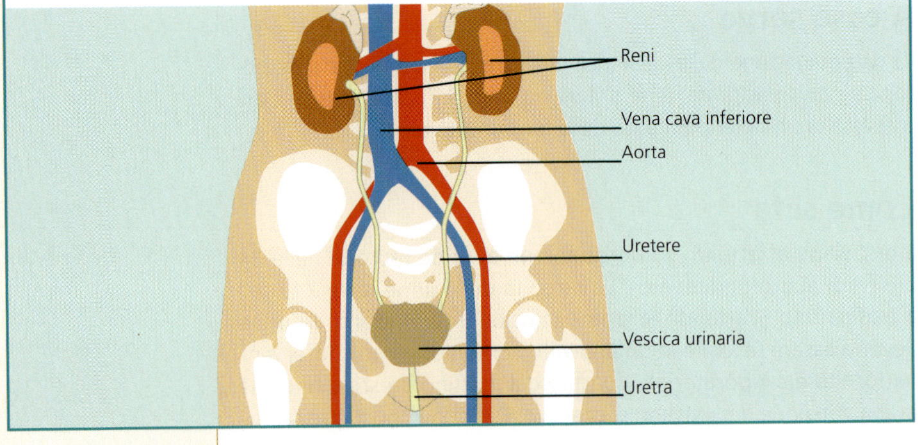

Dopo l'esame

Al termine della raccolta delle urine, è opportuno consegnare al più presto il contenitore al laboratorio che effettuerà l'analisi.

Quali sono i rischi

L'esame non comporta alcun rischio.

Come interpretare i risultati

I valori normali vanno da 80 a 120 ml/min (millilitri al minuto) e dipendono dalla massa muscolare di chi si sottopone all'esame. Il valore può aumentare in gravidanza o in seguito a un intenso esercizio fisico. Invece, valori più bassi della norma possono dipendere da malattie renali (per esempio glomerulonefrite, malattia policistica, neoplasia) oppure da pre-eclampsia o disidratazione.
Inoltre, dopo i 30 anni la clearance della creatinina diminuisce naturalmente in media di 8 ml/min per decennio in circa due terzi delle persone.

URINOCOLTURA

È un esame che si effettua per accertare l'eventuale crescita nelle urine di germi portatori di malattia.

A cosa serve

Il test consente non solo di identificare il microrganismo responsabile dell'infezione urinaria, ma anche di valutare, con il cosiddetto **antibiogramma**, la sua sensibilità o la sua resistenza agli antibiotici. Leggendo l'antibiogramma, sempre allegato all'urinocoltura se positiva, il medico può infatti scegliere l'antibiotico più idoneo per il trattamento dell'infezione.

Come si fa

Devono essere raccolte le prime urine del mattino, prendendo alcune precauzioni:

- lavare accuratamente i genitali;
- utilizzare l'apposito contenitore sterile a bocca larga fornito dal laboratorio o acquistato in farmacia;
- scartare il primo getto di urina, che pulisce le vie urinarie;
- raccogliere l'urina seguente facendo attenzione a non toccare il contenitore con le mani nelle parti interne, per evitare contaminazioni che renderebbero inutile l'esame.

Il campione di urina raccolto va consegnato in laboratorio il più presto possibile, entro le 9 del mattino. Se non è possibile, l'urina può essere conservata in frigorifero a 4 °C per qualche ora. In casi particolari, il campione può essere raccolto usando un catetere vescicale.

Prima dell'esame

Prima di raccogliere il campione di urina è opportuno lavare bene le mani e i genitali. È importante segnalare al medico eventuali trattamenti antibiotici in corso, perché possono falsare l'esito dell'esame.

Dopo l'esame

Si possono riprendere le normali attività senza particolari accorgimenti.

Quali sono i rischi

L'esame non comporta alcun rischio.

Come interpretare i risultati

Il valore normale è negativo. In caso di positività, il referto riporta il nome del germe identificato, la sua concentrazione nelle urine e l'antibiogramma, una tabella che elenca gli antibiotici di cui è stata valutata l'efficacia, e ai quali il germe può essere sensibile (in questo caso contrassegnato con la lettera S) o resistente (R).

L'urinocoltura può essere positiva in presenza di batteriuria asintomatica: in questo caso i batteri sono individuati nelle urine in modo casuale, senza altri sintomi. L'esame è positivo anche in caso di cistite, una malattia in cui l'infezione è localizzata alla vescica e accompagnata da minzione frequente, dolore o bruciore a urinare, e di pielonefrite, una malattia in cui l'infezione si propaga alle vie urinarie e al rene.

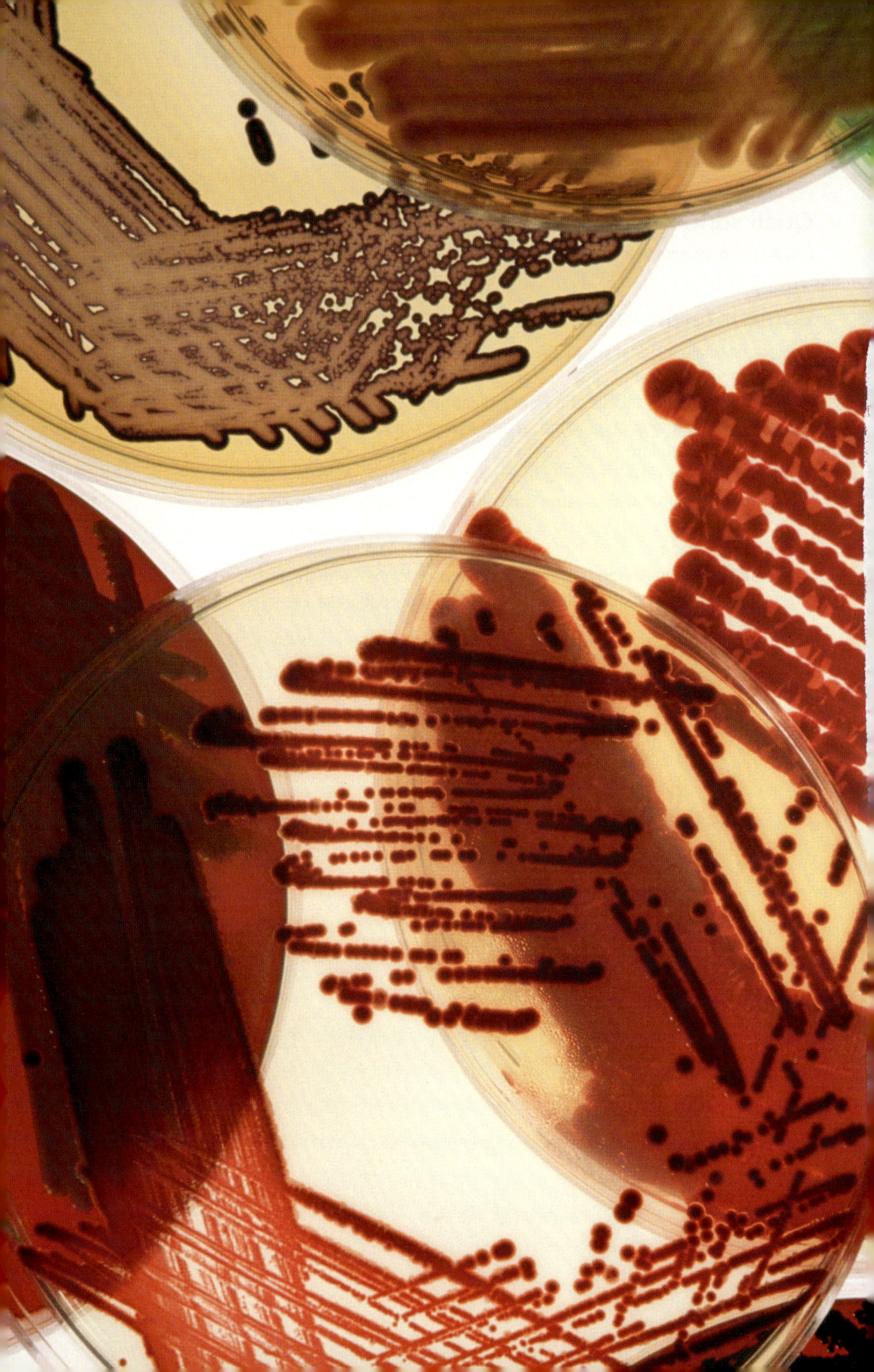

Capitolo 3

ALTRI TEST DI LABORATORIO

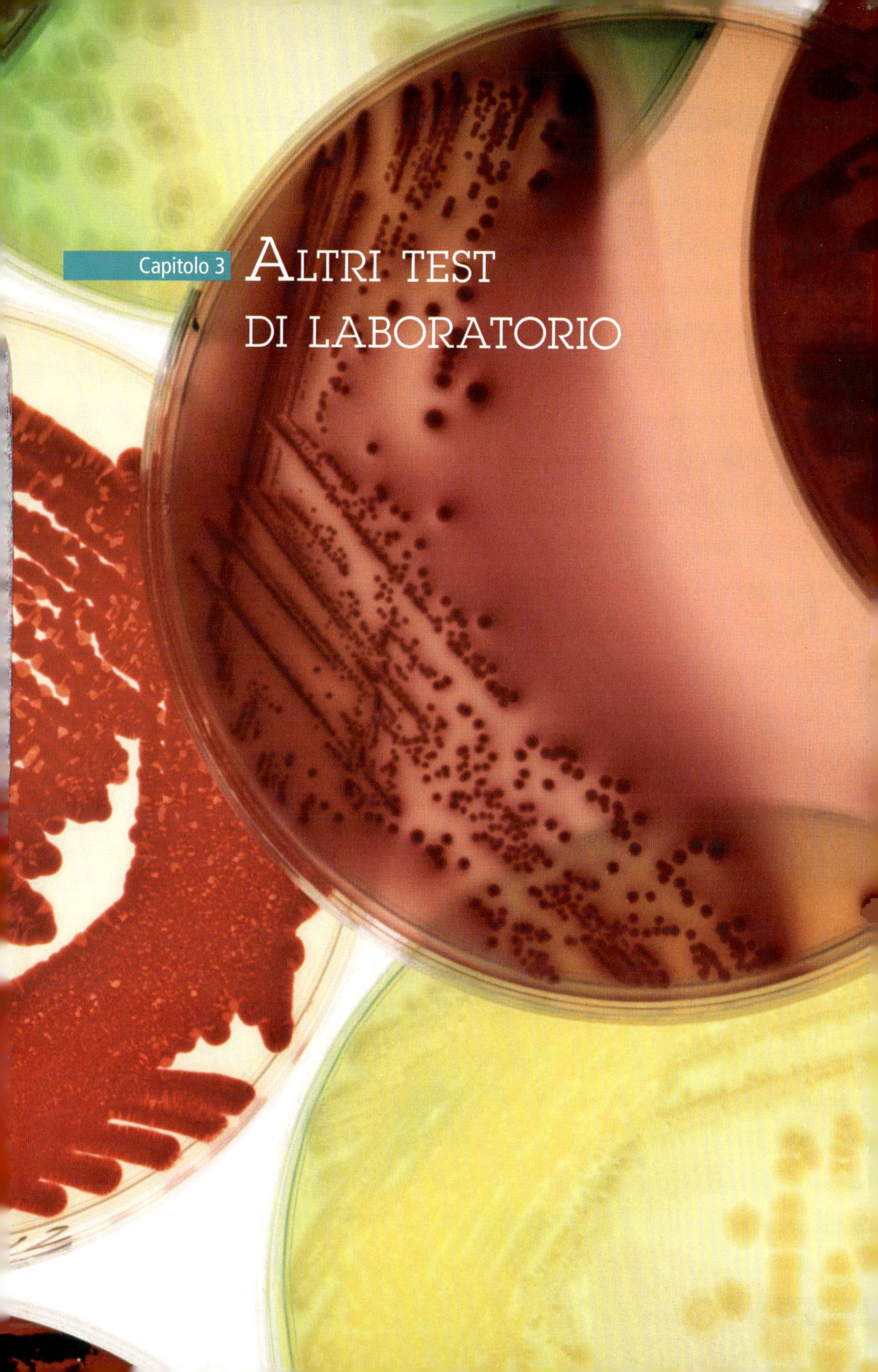

ALTRI TEST DI LABORATORIO: COSA SONO E COME AFFRONTARLI

In questo capitolo sono trattati alcuni esami di laboratorio che non possono essere classificati in alcuna delle categorie precedenti, ma che sono importanti dal punto di vista della diagnosi di alcune malattie o condizioni e, in alcuni casi, per impostare in modo efficace le eventuali terapie.

Le analisi dello sperma, per esempio, che comprendono lo spermiogramma e la spermiocoltura, servono per valutare la qualità del liquido seminale maschile e per individuare eventuali anomalie nelle caratteristiche dello sperma o infezioni genitali in corso. Questi esami possono essere d'aiuto per individuare un'eventuale condizione di sterilità o infertilità.

Il test del respiro, invece, è utile per individuare l'eventuale presenza nello stomaco dell'*Helicobacter pylori*, un germe che può provocare alcune malattie, per esempio la gastrite, e per valutare la sua scomparsa dopo la terapia antibiotica.

La calorimetria è un esame che consente di valutare il metabolismo basale, cioè la quantità di energia necessaria all'organismo per svolgere le funzioni vitali. L'esame è utile per il nutrizionista, perché permette di impostare una dieta personalizzata, basata sulle effettive esigenze dell'organismo del paziente e quindi più efficace.

Le prove allergiche sono fondamentali sia per confermare o escludere la presenza di un'allergia sia per identificare le cause che la provocano, in modo da permettere di impostare una terapia sintomatica opportuna.

Infine, i tamponi sono esami utili per individuare eventuali microrganismi responsabili di infezioni che possono manifestarsi in diversi organi e apparati.

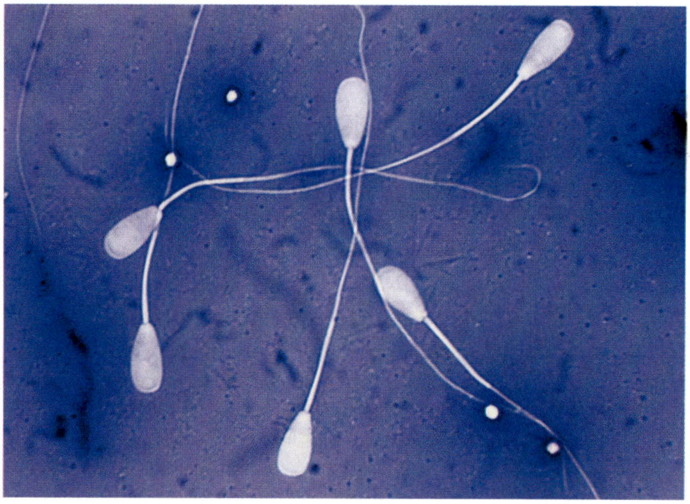

Con lo spermiogramma si valutano diverse caratteristiche del liquido seminale e degli spermatozoi

Analisi dello sperma

Si tratta di due esami, lo **spermiogramma** e la **spermiocoltura**, che si utilizzano per controllare la qualità del liquido seminale.

A cosa servono

Con lo **spermiogramma** si valutano diverse caratteristiche del liquido seminale e degli spermatozoi: il volume e la viscosità dello sperma, il numero e la concentrazione degli spermatozoi (numero di spermatozoi per millilitro), la loro mobilità (in due fasi: prima dopo 1 ora e poi dopo 3 ore dall'eiaculazione) e la loro forma. Tuttavia, a meno che non ci sia azoospermia – cioè completa assenza di spermatozoi nell'eiaculato – questo esame non consente di diagnosticare con certezza una condizione di sterilità.

La **spermiocoltura** è utile per individuare eventuali infezioni genito-urinarie e si effettua quando si sospetta che un'infezione dello sperma possa essere causa di infertilità maschile. Questo esame è consigliato anche in caso si debba affrontare una fecondazione assistita, per individuare l'eventuale presenza di infezioni dello sperma che possano nuocere alla riuscita della procedura. Il test può essere indicato anche quando si avverte dolore o bruciore al pene o ai testicoli, che possono essere sintomi di infezione delle vie genitali maschili. Tipicamente si ricercano germi comuni e micoplasmi urogenitali, ma in alcuni centri è possibile effettuare anche la ricerca di alcuni importanti patogeni, come la clamidia, il gonococco e il papilloma virus (HPV).

La sterilità maschile

La fertilità dell'uomo dipende da una normale produzione di spermatozoi e dal loro regolare flusso attraverso le vie spermatiche (vedi primo disegno). Si ha infertilità o sterilità, invece, se un'occlusione, in genere all'epididimo o al canale deferente impedisce agli spermatozoi di fluire regolarmente (vedi secondo disegno).

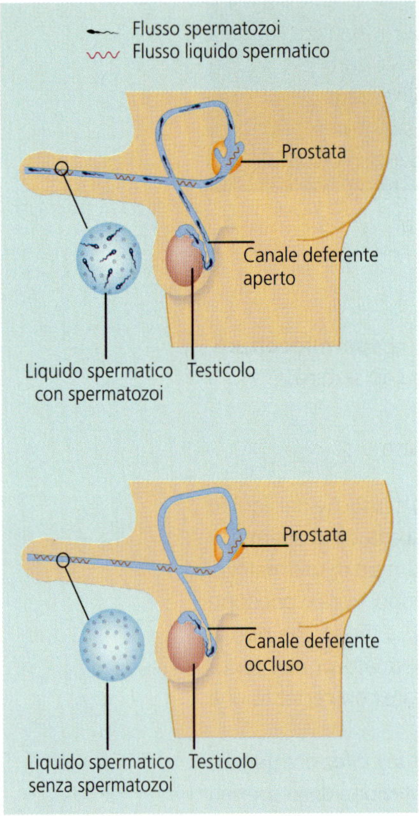

Per **sterilità** si intende l'incapacità di concepire: essa può dipendere da diversi fattori che riguardano uno o l'altro partner o anche da problemi di incompatibilità immunologica tra i componenti della coppia (in questo caso si parla di infertilità di coppia). Una coppia è quindi definita sterile se almeno un componente è affetto da una condizione fisica che impedisce il concepimento.

Per **infertilità** invece si intende, per la donna, la capacità di concepire senza poter portare a termine la gravidanza. Nel caso dell'uomo, la fertilità dipende dalla capacità dell'apparato riproduttivo di produrre una quantità normale di spermatozoi e dalla loro possibilità di muoversi regolarmente attraverso le vie spermatiche.

I problemi di infertilità o sterilità possono manifestarsi, quindi, se la produzione di spermatozoi è insufficiente o se questi, nel loro flusso, trovano ostacoli e occlusioni che ne bloccano il cammino. Le cause possono essere ormonali, ma nella maggior parte dei casi sono legate a problemi che, soprattutto se individuati precocemente, possono spesso essere risolti:

– il **varicocele**, per esempio, è tra le cause più frequenti di infertilità o sterilità maschile. Si tratta di una dilatazione delle vene del funicolo spermatico e dello scroto, che può ridurre la produzione degli spermatozoi. Il problema si risolve con un intervento chirurgico per rimuovere la vena dilatata, che è tanto più efficace quanto più precocemente viene eseguito;

– un'altra causa piuttosto diffusa è il **criptorchidismo**, un difetto congenito che comporta la mancata discesa nello scroto dei testicoli o un loro posizionamento non del tutto corretto. Il problema può essere risolto con una terapia farmacologica o, se questa fallisce, con un intervento chirurgico; nella maggior parte dei casi, la terapia e l'intervento garantiscono la ripresa della normale attività dei testicoli, anche se in alcune situazioni (soprattutto se il difetto riguarda entrambi i testicoli) il risultato non è garantito.

Infine, alcune infiammazioni non adeguatamente curate possono diventare croniche e provocare l'ostruzione del canale deferente, impedendo il passaggio degli spermatozoi. Di solito queste infezioni sono provocate da malattie a trasmissione sessuale e si curano con l'appropriata terapia antibiotica. Nelle coppie che hanno difficoltà a concepire senza ragioni mediche evidenti, è opportuno lasciar passere un anno di rapporti sessuali regolari prima di intraprendere indagini specifiche.

Come si fanno

Entrambi gli esami prevedono, secondo le indicazioni dell'Organizzazione Mondiale della Sanità, l'analisi di un campione di sperma ottenuto tramite masturbazione; la raccolta del seme eiaculato viene effettuata in un contenitore sterile con apertura larga. Durante la raccolta del campione è fondamentale fare attenzione a non toccare il contenitore internamente, per evitare contaminazioni dell'eiaculato. L'esame deve essere effettuato al massimo entro un'ora dalla raccolta del campione.

Per lo **spermiogramma** è necessario che lo sperma sia conservato a temperature comprese tra 20 e 37 °C; temperature più basse, infatti, provocano una diminuzione della motilità degli spermatozoi, mentre valori più alti di quelli indicati possono dare luogo ad alterazioni biochimiche del liquido seminale dovute a una maggiore crescita batterica. Nel caso della **spermiocoltura**, il campione di sperma raccolto viene messo in coltura per effettuare la ricerca dei batteri.

Prima dell'esame

È necessario osservare 3-5 giorni di astinenza sessuale prima di sottoporsi all'analisi.

La raccolta del liquido seminale deve essere effettuata dopo un accurato lavaggio delle mani e dei genitali.

Se ci si deve sottoporre a spermiocoltura, è preferibile non urinare nelle 2 o 3 ore precedenti l'esame, che va effettuato a distanza di almeno 10 giorni dall'ultima eventuale terapia con antibiotici.

Dopo l'esame

In generale, dopo questi esami si possono riprendere le normali attività senza particolari accorgimenti.

Se la spermiocoltura evidenzia la presenza di un germe, il medico propone una terapia adeguata che deve coinvolgere non solo il soggetto che ha effettuato l'esame, ma spesso anche la sua partner, che potrebbe essere portatrice del germe trasmesso per via sessuale. In questo caso, inoltre, il referto dell'esame comprende anche il risultato dell'antibiogramma, un esame che indica a quale antibiotico il microrganismo trovato risulta più sensibile.

Quali sono i rischi

Questi esami non comportano alcun rischio.

Come interpretare i risultati

I risultati considerati normali per i parametri misurati dallo spermiogramma sono riportati nella tabella seguente.
Lo spermiogramma può evidenziare diverse condizioni:

- assenza completa di spermatozoi nell'eiaculato (**azoospermia**);
- spermatozoi in numero inferiore al normale (**oligospermia**);
- ridotta mobilità degli spermatozoi (**astenospermia**);
- percentuale di spermatozoi con forme anomale più alta del normale (**teratospermia**).

Se le tre condizioni precedenti si associano in vario grado, si parla di oligo-asteno-teratospermia.
Il risultato dello spermiogramma può essere considerato anormale quando l'esame viene ripetuto due o tre volte a distanza di un mese e mostra sempre i medesimi valori.
Una spermiocoltura è normale quando il risultato è negativo.

VALORI DEI PARAMETRI DELLO SPERMIOGRAMMA

Caratteristiche degli spermatozoi	Valori normali
Volume dell'eiaculato	Uguale o superiore a 1,5 ml
Concentrazione di spermatozoi	15 milioni/ml (milioni per millilitro)
Numero totale di spermatozoi	39 milioni
Mobilità totale	Uguale o superiore al 40%
Morfologia	Uguale o superiore al 4%, di forma normale

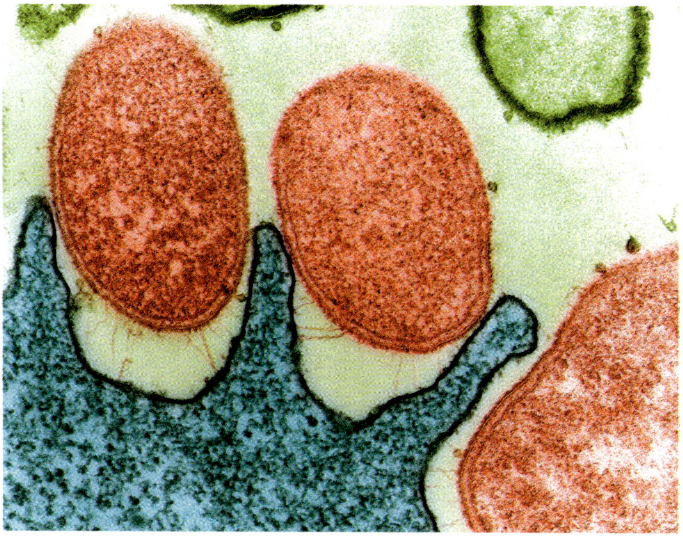

L'*Helicobacter pylori* vive nell'ambiente acido dello stomaco

Breath test per *Helicobacter pylori*

È un esame per individuare le presenza nell'organismo dell'*Helicobacter pylori*, un germe che vive nell'ambiente acido dello stomaco e che può causare gastrite, ulcera e, a lungo andare, cancro dello stomaco, ma che può essere eliminato con antibiotici specifici. È in grado di adattarsi all'ambiente acido dello stomaco, in quanto vive nello strato di muco che ricopre la mucosa gastrica e che protegge lo stomaco stesso, resistendo così all'azione dei succhi gastrici che sciolgono rapidamente sia gli alimenti sia gli altri microrganismi. Inoltre possiede l'enzima ureasi, che "neutralizza" gli acidi gastrici convertendo l'urea in sostanze chimiche che ne annullano l'azione. Questa reazione di trasformazione dell'urea viene sfruttata nel test del respiro per individuare la presenza del batterio.

Il test, detto **test del respiro**, è semplice, economico e non invasivo e consiste nell'analizzare l'aria espirata dal paziente in un palloncino, alla ricerca di una sostanza, l'**urea**, che dimostra la presenza del batterio nello stomaco.

A cosa serve

L'esame è utile non solo in fase diagnostica, per verificare la presenza dell'*Helicobacter pylori* nell'organismo, ma anche per controllare l'eventuale guarigione dopo la terapia antibiotica.

Come si fa

Il test del respiro sfrutta la capacità dell'*Helicobacter pylori* di produrre ammonio e anidride carbonica (CO_2) a partire dall'urea.
L'urea viene somministrata per bocca, legata a un apposito marcatore, che può essere un isotopo del carbonio – carbonio 14 (^{14}C) o carbonio 13 (^{13}C) – che non è radioattivo.
Attraverso l'aria espirata si misura l'eliminazione di CO_2 legata al marcatore, con una tecnica di laboratorio detta spettrometria di massa. Si effettuano due prove consecutive, una prima e l'altra mezz'ora dopo la somministrazione dell'urea marcata con l'isotopo del carbonio: se nella seconda prova si ha la comparsa di CO_2 marcata, questo è indice di infezione da *Helicobacter pylori*.
Attualmente esistono tecniche semplificate in cui il paziente deve semplicemente soffiare in un sacchetto; in questi casi la diagnosi richiede meno di due ore grazie all'impiego di appositi analizzatori da tavolo.

Altri esami per l'*Helicobacter pylori*

Talvolta i sintomi di ulcera o gastrite non ci sono, anche se il batterio è già nello stomaco; oppure ci sono sintomi tipici ma non se ne trova la causa.
Oggi esistono altri test diagnostici non invasivi oltre al test del respiro, che facilitano la diagnosi di infezione:

- **ricerca di anticorpi Hp-specifici**: con un semplice prelievo di sangue venoso è possibile individuare la presenza di anticorpi contro il germe. Un test positivo indica che l'infezione è avvenuta negli ultimi 3 anni, ma non è in grado di stabilire con certezza se è ancora in corso;

- **ricerca dell'antigene fecale**: permette di diagnosticare l'infezione e l'eventuale guarigione attraverso un esame delle feci, ricercando la presenza dell'antigene fecale dell'*Helicobacter pylori*. La presenza dell'antigene indica un'infezione in atto. Purtroppo non sono rari i falsi negativi, cioè i casi in cui il test risulta negativo nonostante la presenza del germe;

- **ricerca di anticorpi nella saliva**: è un test rapido, semplice, economico e accurato, che consiste nell'analisi di un campione di saliva per individuare l'eventuale presenza di anticorpi contro il germe. Consente di effettuare con facilità lo screening di massa, soprattutto nei bambini;

- **ricerca di anticorpi nelle urine**: è un esame rapido e accurato che, come quello effettuato sulla saliva, è particolarmente indicato nei bambini e nelle persone sottoposte a gastrectomia o trattate con farmaci protettori dello stomaco. La ricerca degli anticorpi può anche essere effettuata nelle feci;

- ***Polymerase Chain Reaction* (PCR)**: è una tecnica di biologia molecolare molto sensibile e specifica. Si esegue su frammenti di mucosa gastrica prelevati con una biopsia (vedi *Esami medici volume 2 – Esami strumentali*). È usata per confermare la scomparsa del germe dopo la terapia e consente di individuare eventuali resistenze ai farmaci usati per il trattamento.

Prima dell'esame

Prima di sottoporsi a questa analisi, è importante accertarsi di non aver assunto antibiotici o farmaci antiacidi nelle settimane precedenti, perché questo potrebbe alterare i risultati dei test.

Dopo l'esame

Si possono riprendere le normali attività senza particolari accorgimenti.

Quali sono i rischi

L'esame non comporta alcun rischio.

Come interpretare i risultati

Il test indica un'infezione da *Helicobacter pylori* se, nella rilevazione effettuata dopo la somministrazione di urea marcata con l'isotopo del carbonio, la concentrazione di CO_2 marcata nel campione è aumentata rispetto a quella misurata in precedenza.

CALORIMETRIA PER METABOLISMO BASALE

È un esame che permette di misurare il metabolismo basale (vedi approfondimento "Il metabolismo basale" in fondo alla pagina). Le tecniche utilizzate sono due: la **calorimetria diretta** e quella **indiretta**. La prima sfrutta la **camera calorimetrica**, uno spazio isolato termicamente e adeguatamente attrezzato in cui si trova la persona che si sottopone all'esame, e misura la dispersione di calore dell'organismo. Questa tecnica è però molto costosa, quindi viene usata solo in condizioni particolari.
La calorimetria indiretta è più diffusa e accessibile: tramite un **calorimetro**, permette di misurare il dispendio energetico dell'organismo a partire dalla rilevazione delle variazioni di concentrazione dell'ossigeno (O_2) e dell'anidride carbonica (CO_2) nei gas espirati. In questo modo, la calorimetria consente di valutare il calore generato dalle reazioni biochimiche che avvengono all'interno dell'organismo.

A cosa serve

Conoscere il valore del metabolismo basale è importante per consentire allo specialista nutrizionista di impostare una dieta basata sulle reali esigenze del singolo soggetto.
Infatti, non è opportuno ed efficace seguire una dieta che preveda di assumere una quantità di calorie inferiore al proprio metabolismo basale. Infatti, in questo caso, l'organismo risponde al minore apporto di calorie abbassando il metabolismo e sfruttando la massa muscolare

Il metabolismo basale

Il metabolismo basale, detto anche dispendio energetico a riposo (*Resting Energy Expenditure*, REE) e misurato in chilocalorie (Kcal), rappresenta la quantità minima di energia necessaria all'organismo per svolgere le funzioni vitali, come la circolazione del sangue, la digestione, la respirazione e, in generale, il funzionamento degli organi e degli apparati. Il metabolismo basale costituisce una frazione che varia tra il 45 e il 75% del dispendio energetico totale giornaliero.
Il metabolismo basale è influenzato dalle caratteristiche individuali: è più alto negli uomini rispetto alle donne e diminuisce con l'età. Dipende poi da altri fattori, come la temperatura interna ed esterna, la quantità di massa magra, l'attività fisica svolta, il regime alimentare, la presenza di alcune malattie o condizioni (per esempio la gravidanza e l'allattamento), le terapie farmacologiche assunte.
Si può calcolare attraverso numerose formule che prendono in considerazione alcuni di questi fattori, ma che hanno margini di errore significativi.

(e non i grassi) come fonte energetica. In tal modo, la dieta non risulta equilibrata, perché l'apporto di sostanze nutrienti e il dispendio di energia non sono bilanciati (vedi approfondimento "Perché molte diete falliscono?" a pagina 112). La misurazione del metabolismo basale è utile anche per impostare un'alimentazione corretta dal punto di vista energetico sia in situazioni particolari come la gravidanza, l'allattamento, l'attività agonistica, sia in caso di condizioni che comportano una variazione della richiesta di energia, per esempio le ustioni.

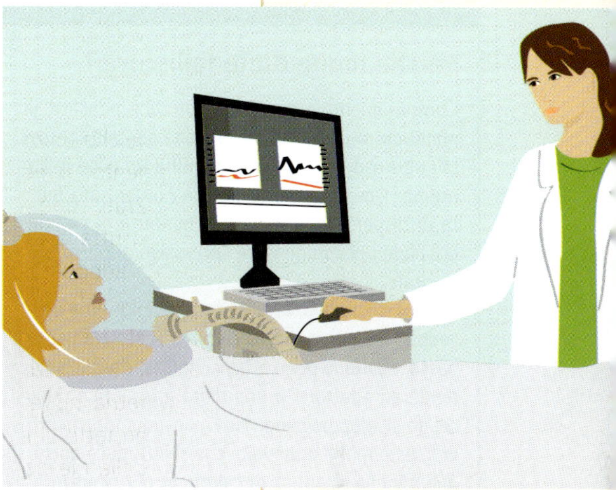

La camera calorimetrica misura la dispersione di calore dell'organismo

Come si fa

L'esame si svolge di solito in ambito ospedaliero (in genere nei reparti che si occupano di obesità), o in centri specializzati.
La persona che si sottopone all'esame viene posta su un lettino o su una poltrona, in una condizione di riposo; deve però rimanere sveglia. Sulla testa viene applicato un casco integrale, al quale è collegato, nella parte anteriore, un tubo che aspira aria dall'ambiente esterno e, in quella posteriore, un secondo tubo che preleva i gas espirati dal soggetto in esame (vedi disegno in alto).
I campioni d'aria raccolti vengono poi analizzati da un'apparecchiatura collegata direttamente al dispositivo, che misura la concentrazione di ossigeno e di anidride carbonica.
I dati sono elaborati da un processore che, applicando le opportune formule matematiche e tenendo conto anche della temperatura ambientale (che influenza il metabolismo basale), calcola le calorie prodotte dal paziente durante l'esame.
I valori ottenuti sono messi in rapporto con la quantità di azoto nelle urine, per calcolare esattamente la percentuale di carboidrati, proteine e lipidi che ciascun individuo consuma.
Con le apparecchiature più moderne l'esame dura circa 20 minuti.

Prima dell'esame

È necessario rimanere a digiuno per almeno 12 ore prima di sottoporsi all'esame. Inoltre, è importante essere riposati: quindi non è opportuno affrontare il test se non si è dormito bene la notte precedente e non si devono praticare attività fisiche e sforzi intensi nell'ora precedente la misurazione.

Perché molte diete falliscono?

Contrariamente a quanto si potrebbe pensare, il metabolismo basale delle persone obese è spesso più alto rispetto a quello di chi ha un peso nella norma. Questo avviene perché l'organismo tenta di disperdere la maggiore quantità di calorie possibile per compensare l'eccessivo apporto alimentare.

Per questo motivo, le diete troppo rigide, che prevedono cioè un apporto calorico eccessivamente basso, risultano poco efficaci. Infatti, l'organismo tende ad adattarsi a una dieta ipocalorica riducendo il metabolismo, cioè consumando meno; in questo modo ogni volta che si introduce anche una minima quantità di calorie in più rispetto al regime stabilito, questo si traduce in un aumento di peso sproporzionato. Così, con le diete ripetute, l'organismo tende a perdere sempre meno grassi, riducendo invece la sua massa magra, e questo porta, in un processo a catena, a ridurre ulteriormente il dispendio di energia.

Al contrario, le diete che prevedono un regime calorico rapportato al metabolismo del singolo soggetto comportano non solo una maggiore perdita di peso, ma consentono anche di seguire con più costanza e più a lungo la dieta e di mantenere più facilmente nel tempo i risultati raggiunti.

Infatti, una dieta mirata e calibrata evita il fenomeno dell'adattamento metabolico che segue molto spesso una dieta sbagliata, provocando il recupero del peso in breve tempo.

Dopo l'esame

Si possono riprendere le normali attività senza particolari accorgimenti.

Quali sono i rischi

L'esame non comporta alcun rischio, ma potrebbe causare fastidio a chi soffre di claustrofobia.

Come interpretare i risultati

L'esame e la successiva analisi dei dati ottenuti forniscono il valore del metabolismo basale, che viene utilizzato dal nutrizionista per impostare una dieta corretta ed efficace dal punto di vista dell'apporto calorico.

Prove allergiche

Sono esami condotti dallo specialista allergologo per confermare il sospetto di allergia e identificarne la causa.
L'allergia è una reazione anomala da parte dei sistemi di difesa dell'organismo (sistema immunitario), quando questo viene a contatto con alcune sostanze, chiamate **allergeni**, che sono normalmente presenti nell'ambiente e che, di solito, sono innocue.
Tra le sostanze in grado di provocare allergie rientrano i pollini, gli acari, le polveri, i funghi, le muffe, ma anche diversi alimenti e farmaci. Una persona può avere una predisposizione all'allergia per motivi ereditari o genetici oppure a causa di condizioni ambientali o emotive (per esempio lo stress). I test che di solito vengono eseguiti per accertare la presenza di un'allergia in corso sono le prove cutanee e gli esami del sangue. I test cutanei sono prove semplici, rapide, precise ed economiche e rappresentano quindi la prima scelta per la diagnosi di allergia. Di questa categoria fanno parte:

- il **prick test**, che è particolarmente indicato quando c'è il sospetto di un'allergia respiratoria da pollini, ma viene eseguito anche per le allergie da puntura d'insetto, per quelle alimentari e per quelle dovute al lattice;

- il **patch test**, usato soprattutto per individuare le allergie della pelle, in particolare quelle da contatto nelle persone che soffrono di dermatite persistente o quelle dovute a sostanze presenti nell'ambiente, per esempio il nichel;

- il **test intradermico**, che prevede l'iniezione di una piccola quantità di allergene.

Le analisi del sangue sono utilizzate sia quando i risultati dei test sopra descritti sono ambigui, sia quando le prove cutanee non forniscono informazioni sufficienti per diagnosticare con certezza l'allergia. Le analisi del sangue comprendono:

I pollini

Durante la fioritura i granuli di polline, trasportati dal vento, possono causare raffreddore e asma nei soggetti allergici. Alcuni consigli per chi soffre di questa allergia:

- usare il calendario pollinico per individuare il periodo dei sintomi;
- informarsi settimanalmente sulla quantità di polline nell'aria, indice dell'intensità dei sintomi;
- evitare le gite in campagna durante la fioritura, specie nei giorni con sole, vento e tempo secco;
- nel programmare le vacanze ricordarsi che in montagna i sintomi arrivano con un mese di ritardo rispetto alla pianura, e che al mare c'è meno polline;
- durante la fioritura, viaggiando in auto, tenere i finestrini chiusi e l'aria condizionata in funzione;
- usare le stesse precauzioni in casa, dormendo se possibile con le finestre chiuse;
- durante la fioritura fare attività sportiva prevalentemente al coperto;
- evitare di sdraiarsi nell'erba e di tagliarla durante l'impollinazione.

- il **RAST** (acronimo di *Radio Allergo Sorbent Test*, test di radioallergoassorbimento);
- la **conta degli eosinofili**;
- il **dosaggio delle IgE totali**.

Infine, soprattutto per la diagnosi delle allergie e intolleranze alimentari e per quelle dovute ai farmaci, sono utili altri tipi di esami, come i **test di provocazione** e quelli di **eliminazione**.
Per la diagnosi di intolleranza alimentare sono disponibili anche test non convenzionali, che però non hanno dimostrato di avere un'efficacia diagnostica significativa e non sono perciò riconosciuti dalla comunità scientifica (vedi approfondimento "Allergia o intolleranza?" a pagina 117).

A cosa servono

Questi esami sono utili per accertare il sospetto di allergia e per identificare gli allergeni responsabili della reazione.
Tutti possono farli, adulti e bambini a partire dai tre anni, ma solo dopo che l'allergologo ha stabilito quale sia il più adeguato all'età e al tipo di allergia sospettata in base alla storia familiare e medica

Gli acari

Sono invisibili ragnetti, lunghi pochi decimi di millimetro. Si nutrono di forfora e il letto ha tutto il cibo, l'umidità e il calore che servono per la loro crescita. Le loro microscopiche feci possono provocare asma e rinite.
Dal materasso, dai cuscini e dalle coperte gli acari si diffondono in tutta la camera: sul pavimento (moquette e tappeti), sui mobili (librerie, imbottiture), sulle tende e sui peluche.
Un mezzo per combatterli efficacemente è la prevenzione ambientale, da seguire soprattutto per gli arredi della camera da letto.
Ecco alcuni consigli per difendersi:

- chiudere materassi e cuscini in un telo di plastica, sigillandolo con nastro adesivo. Per non stare scomodi è meglio mettere qualche asciugamano tra plastica e lenzuola; in alternativa esistono in commercio copri materassi e copri cuscini appositi;
- usare coperte di lana evitando i piumini imbottiti;
- lavare federe e lenzuola almeno una volta la settimana e ad almeno a 60 °C: l'acqua fredda, infatti, elimina le feci ma non uccide gli acari; le coperte devono essere sbattute spesso ed esposte il più possibile all'aria e al sole;
- evitare tendaggi pesanti o veneziane dove la polvere si deposita facilmente ed è più difficile da eliminare; meglio usare tende leggere e facilmente lavabili;
- eliminare tutti i ricettacoli di polvere in camera da letto (tappeti, moquette, mobili e letti imbottiti, peluche e simili);
- evitare gli umidificatori, che favoriscono la crescita degli acari.

del paziente. Infatti, l'allergologo sceglie i test da eseguire in base a un colloquio con il paziente che ha l'obiettivo di capire i sintomi della reazione, la loro intensità, la loro frequenza e quando si presentano, indagando la vita quotidiana del paziente, le sue abitudini alimentari, la presenza di animali domestici in casa o di sintomi stagionali.

Come si fanno

Per individuare le allergie i test vengono effettuati tramite prove cutanee, analisi del sangue e attraverso altri esami, come il test di provocazione e quello di eliminazione.

Prove cutanee

- I **prick test** sono i test cutanei più utilizzati per la diagnosi delle allergie, in quanto sono semplici, affidabili, ben tollerati e forniscono un risultato immediato. La tecnica consiste nel depositare una serie di gocce di allergene (in una soluzione a base di glicerina) sulla pelle della faccia superiore degli avambracci; la pelle viene poi graffiata delicatamente attraverso la goccia con una lancetta appuntita oppure punta leggermente in superficie con un ago sterilizzato (vedi disegno a fianco). Se l'individuo è allergico a una o più sostanze in esame, entro 10 minuti compare il cosiddetto **pomfo**, una zona di cute arrossata e pruriginosa in corrispondenza della goccia di allergene responsabile.

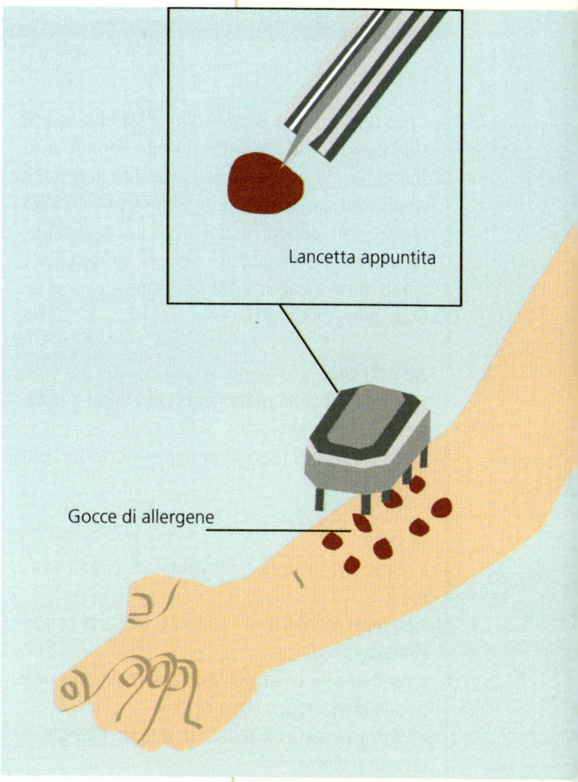

Il prick test si esegue pungendo la cute attraverso una goccia di ciascun allergene con una lancetta appuntita

- Il **test intradermico** prevede invece l'iniezione nella pelle dell'avambraccio o della spalla di una piccola quantità di un estratto dell'allergene (di solito 0,02 ml) diluito in una soluzione acquosa. La prima iniezione prevede una concentrazione minima di allergene, che cresce poi progressivamente con le iniezioni successive. Anche in questo caso, la reazione positiva è determinata dalla comparsa di un pomfo.

- I **patch test**, infine, sono prove cutanee per sostanze a effetto ritardato. L'esame è indolore e si effettua applicando una serie di cerotti a lento rilascio di allergene (a determinate concentrazioni)

I funghi

I più diffusi sono il penicillio, l'aspergillo e il cladosporio. A dare riniti e asma sono le loro spore, la cui quantità nell'aria dipende dalle condizioni ambientali. È massima con il caldo umido, nei periodi estivi e all'inizio dell'autunno. Anche in questo caso la prevenzione ambientale è importante per ridurre i sintomi. Ecco come difendersi.

All'esterno:
- evitare le passeggiate nei boschi dopo piogge o con tempo nebbioso;
- non smuovere i sacchi di foglie morte raccolti in giardino.

In casa:
- eliminare tutte le infiltrazioni di umidità nei muri;
- pulire e disinfettare i condotti dell'aria condizionata;
- cambiare la terra nei vasi che mostrano una patina biancastra o color ocra;
- evitare la carta da parati, in quanto i funghi vi crescono dietro.

sulla pelle della schiena. I cerotti vanno mantenuti sulla pelle per 48-72 ore. La reazione positiva all'allergene è determinata dalla comparsa di arrossamento, vescicole o prurito nell'area di pelle in cui è stato applicato il cerotto.

Analisi del sangue

- Il **RAST** è un semplice prelievo di sangue che permette di misurare gli anticorpi IgE specifici, cioè le sostanze prodotte dall'organismo in risposta al singolo allergene, per tutti gli allergeni esaminati. Questo esame permette di valutare diversi tipi di allergeni, tuttavia è molto più costoso del prick test e non dà risultati immediati: per tali motivi deve essere eseguito solo quando è impossibile condurre i test cutanei, oppure quando queste prove hanno dato risultati dubbi, che è necessario approfondire. Il RAST è il più affidabile tra gli esami del sangue, e risulta particolarmente utile nelle allergie alimentari, per le quali i test cutanei non forniscono informazioni affidabili.

- La **conta degli eosinofili** prevede il conteggio, attraverso un semplice prelievo venoso, del numero di eosinofili (un particolare tipo di globuli bianchi), che spesso aumenta nel sangue (oltre che nella sede direttamente interessata) quando è in corso un'allergia. Se si sospetta un'allergia respiratoria, il prelievo è spesso accompagnato dall'analisi delle secrezioni nasali e bronchiali. Questo esame, però, da solo non permette di diagnosticare con certezza la presenza di un'allergia, perché la quantità di eosinofili è influenzata anche da altri fattori, ma può essere utile per valutare la gravità della malattia.

- Infine, il **dosaggio delle IgE totali** nel campione di sangue prelevato è un esame utile soprattutto nei bambini piccoli, in particolare se i genitori sono allergici. Da solo, però, non consente di identificare il tipo di allergia, perché misura la quantità totale di anticorpi nel sangue, indipendentemente dall'allergene che ne stimola la produzione. Inoltre, altre malattie possono provocare un aumento delle IgE totali nel sangue.

Altri esami

- Il **test di provocazione**, usato nell'allergia da farmaci, consiste nel mettere a contatto il paziente con il farmaco che ha provocato una reazione allergica certa o sospetta e con farmaci alternativi (diversi dal punto di vista della struttura, ma simili dal punto di vista dell'effetto terapeutico). Il farmaco viene somministrato per bocca a dosi crescenti. Il test di provocazione va sempre eseguito sotto stretto controllo medico in quanto potrebbe provocare reazioni anche gravi. Si esegue solo in ambiente ospedaliero protetto, con personale specializzato, in grado di intervenire in una situazione di emergenza. Il significato del test è quello di confermare se quel determinato farmaco è responsabile della reazione allergica e di trovare farmaci alternativi, da consigliare al paziente, in sostituzione del farmaco "incriminato".

- Il **test di eliminazione** si usa nelle allergie alimentari e consiste nell'eliminare dalla dieta e poi reintrodurre diversi gruppi di alimenti potenzialmente responsabili dei sintomi, per identificare quale di essi provoca le crisi. La dieta è l'unico test attendibile per individuare un'allergia alimentare: prima si eliminano i cibi sospetti veri-

Allergia o intolleranza?

- L'**allergia** è una risposta anomala del sistema immunitario a uno specifico alimento o a un suo componente. Il corpo, aggredito da una sostanza "nemica" (l'allergene), reagisce producendo un numero elevato di anticorpi (le difese dell'organismo). Dopo l'assunzione dell'alimento, l'allergene viene assorbito ed entra in circolo. Il fisico reagisce liberando alcune sostanze (tra cui l'istamina) che sono responsabili della reazione allergica vera e propria. I sintomi di questo conflitto corpo-cibo sono vari: si va dall'orticaria, alle eruzioni cutanee, dall'asma al vomito e alla diarrea. In rari casi la reazione può essere molto grave e portare allo shock anafilattico. I sintomi compaiono da pochi minuti a 1-2 ore dopo l'assunzione dell'allergene.

- Le **intolleranze alimentari** sono reazioni nei confronti di specifici alimenti o loro componenti, che non coinvolgono il sistema immunitario. Anche se spesso i sintomi possono essere simili, allergie e intolleranze non sono da confondere. Mentre una reazione allergica si scatena anche dopo aver ingerito piccoli quantitativi di cibo (a volte basta un'arachide, per esempio), nelle intolleranze i sintomi compaiono solo dopo l'ingestione di sufficienti quantità dell'elemento indesiderato, e in modo continuativo. Un'altra differenza dalle allergie è la gravità della reazione: alle intolleranze alimentari si accompagnano disturbi talora anche cronici, ma mai gravi come quelli che possono provocare alcune allergie (lo shock anafilattico, per esempio).
Le intolleranze alimentari sono in genere su base biochimica, cioè manca qualche enzima necessario alla completa digestione degli alimenti. L'intolleranza al lattosio del latte, per esempio, è causata da un deficit di "lattasi", un enzima normalmente presente nell'intestino.

I test non convenzionali per le intolleranze alimentari

L'esame di prima scelta per la diagnosi delle intolleranze alimentari è la **dieta di esclusione e scatenamento**. Tuttavia, sono disponibili e proposti da diversi centri, test non convenzionali di vario tipo, non del tutto riconosciuti dalla comunità scientifica perché di efficacia non provata. Questi test hanno l'obiettivo di individuare gli alimenti che provocano intolleranza, per poi impostare una dieta di esclusione. Sono, in generale, piuttosto costosi.
Eccone alcuni:

- **test bioelettrici** (SARM, Vega test, Bikom, Mora test, elettroagopuntura di Voll ecc.): valutano la reattività dell'organismo, attraverso le variazioni elettriche misurate in determinati punti del corpo quando il paziente entra in contatto con l'alimento da testare;

- **mineralogramma** (o analisi minerale del capello): analizza le condizioni fisico-chimiche del capello con l'obiettivo di individuare carenze e squilibri nutrizionali e intossicazioni da metalli;

- **test muscolare kinesiologico**: valuta manualmente le variazioni del tono muscolare di un braccio quando il paziente tiene nell'altra mano un contenitore con un campione dell'alimento in esame;

- **DRIA test**: simile al precedente, studia le variazioni della forza muscolare in seguito all'assunzione dei diversi alimenti, mediante uno strumento apposito (ergometro).

ficando se la sintomatologia migliora, poi si reintroducono uno per volta o a gruppi per scoprire l'eventuale responsabile della reazione allergica. Il test è lungo e di non facile applicazione, richiede impegno e collaborazione da parte del paziente e non è facilmente applicabile nei bambini.

Prima dell'esame

Nel caso dei test cutanei, almeno 48 ore prima di effettuare l'esame, è necessario interrompere eventuali trattamenti con farmaci antidepressivi triciclici o antistaminici, perché questi sono in grado di ridurre la risposta a livello cutaneo e quindi possono falsare i risultati del test. Al contrario, i broncodilatatori e i cortisonici che sono spesso utilizzati dalle persone allergiche non influiscono sugli esiti dei test.
Le prove cutanee non possono essere effettuate se la persona che vi si sottopone soffre di dermatiti estese.
Il RAST non richiede alcuna preparazione specifica, non è influenzato dall'assunzione di farmaci e può essere eseguito anche in caso di dermatiti estese.
La conta degli eosinofili, invece, può dare risultati alterati se il paziente assume farmaci cortisonici o broncodilatatori.

Dopo l'esame

Si possono riprendere le normali attività senza particolari accorgimenti. Nel caso delle analisi del sangue, dopo l'estrazione dell'ago per il prelievo, è necessario tenere premuto un batuffolo di cotone nella sede della puntura per almeno 1 o 2 minuti, per evitare ematomi.

Quali sono i rischi

In generale, non ci sono particolari rischi associati all'esecuzione di questi esami.

I test cutanei provocano, nella maggior parte dei casi, solo un leggero fastidio nella zona punta dall'ago. In casi molto rari, però, è possibile che si verifichi uno shock anafilattico, cioè una reazione allergica molto grave che richiede un soccorso immediato e può essere mortale. Lo shock anafilattico si manifesta di solito entro pochi minuti, con polso accelerato e debole, eruzioni cutanee, nausea e vomito. Per questo motivo i test allergici vanno sempre effettuati presso strutture attrezzate. Nel caso degli esami del sangue, la puntura necessaria per il prelievo può provocare un lieve dolore. In caso di pazienti con problemi di coagulazione, è possibile la comparsa di emorragie più o meno intense.

Come interpretare i risultati

Nel caso delle prove cutanee una reazione positiva all'allergene (data dalla comparsa del pomfo, di arrossamenti, vescicole e prurito) indica un'allergia. L'affidabilità è più alta per i pollini, le polveri, il pelo degli animali e il veleno delle vespe e delle api.

Un risultato negativo, invece, non dà la certezza assoluta che non sia in corso un'allergia.

Nel caso del RAST, l'aumento delle IgE specifiche può indicare un'allergia all'antigene sottoposto a test, ma, da solo, non fornisce un risultato certo. Al contrario, un risultato negativo consente di escludere con buona probabilità la presenza di un'allergia.

In tutti i casi, comunque, i risultati dei test sono interpretati dallo specialista allergologo tenendo conto delle informazioni raccolte riguardo la storia familiare e clinica del paziente.

TAMPONI PER AGENTI INFETTIVI

Sono esami diagnostici che consistono nella raccolta e nella successiva analisi di laboratorio delle secrezioni prodotte da diversi organi. I tamponi effettuati nella normale pratica clinica sono:

- tampone vaginale;
- tampone cervicale;
- tampone faringeo;
- tampone uretrale;
- tampone rettale.

A cosa servono

Questi esami hanno lo scopo di verificare l'eventuale presenza di microrganismi responsabili di infezioni a carico di diversi organi o apparati.

- Il **tampone vaginale** viene effettuato in presenza di disturbi intimi - come prurito, bruciore, dolore a urinare e durante i rapporti sessuali - per accertare l'eventuale presenza di infezioni della vagina e del tratto vaginale, come per esempio le vaginiti o le uretriti. È utile per individuare la presenza di agenti infettivi come lo streptococco beta-emolitico del gruppo D e quello del gruppo B, lo stafilococco, la candida, il *trichomonas* e la *gardnerella*.

- Il **tampone cervicale** (ci si riferisce al collo dell'utero) è utile per individuare la presenza dei microrganismi responsabili di alcune malattie a trasmissione sessuale, come la gonorrea e la clamidia, oltre ai micoplasmi e al papilloma virus umano (HPV), che è la principale causa riconosciuta di tumore della cervice uterina.

- Il **tampone faringeo** è effettuato principalmente per diagnosticare le infezioni da streptococco beta-emolitico del gruppo A, come la faringite e la faringo-tonsillite. È utilizzato anche per individuare altre malattie dovute a infezioni, come la pertosse, la difterite, il mughetto, la gonorrea faringea e la scarlattina.

- Il **tampone uretrale** è utile per ricercare la presenza di microrganismi responsabili delle infezioni delle basse vie urinarie (uretriti nell'uomo e cistiti nella donna), principalmente il batterio responsabile anche della gonorrea. Nell'uomo viene utilizzato anche per diagnosticare alcune malattie a trasmissione sessuale, come la clamidia e il micoplasma.

- Il **tampone rettale**, infine, è utilizzato per ricercare eventuali batteri responsabili di alcune malattie intestinali (come l'enterocolite), per esempio la shigella, la salmonella e il *campylobacter*.

Come si fanno

Indipendentemente dal tipo di tampone, la procedura prevede l'utilizzo di un bastoncino sterile con la punta ovattata, simile a un cotton fioc, mediante il quale viene prelevato il campione da analizzare.
Una parte del campione viene posta su un vetrino e inviata in laboratorio per l'analisi, mentre il resto del campione viene conservato in contenitori appositi per effettuare l'esame colturale, che consiste nel far crescere i microrganismi su uno speciale terreno di coltura per poi studiarne le caratteristiche e la sensibilità ai vari tipi di antibiotici.
Le modalità di prelievo del campione nei diversi casi sono descritte di seguito.

Tampone vaginale e cervicale

La donna che si sottopone all'esame deve essere sdraiata a gambe divaricate sul lettino ginecologico; il medico introduce il tampone nella vagina a circa 5 cm di profondità e lo gira delicatamente per qualche secondo, in modo da prelevare un campione di secrezioni e di cellule di sfaldamento dalle pareti della vagina.
Nel caso del tampone cervicale, il medico introduce delicatamente nella vagina lo speculum, un apposito strumento che serve a divaricare leggermente le pareti della vagina rendendo più facile l'accesso del tampone alla cervice uterina per il prelievo del tampone.
Il risultato si ottiene in 4-5 giorni.

Tampone faringeo

Il paziente deve tenere la bocca aperta e la lingua abbassata (spesso si usa un abbassa lingua per mantenerla in posizione), mentre il tampone viene introdotto nella gola e strofinato per qualche secondo sulle tonsille e sulla parte posteriore della faringe.
Il risultato è disponibile in 2-3 giorni.

Tampone uretrale

Il tampone viene introdotto attraverso l'orifizio esterno (detto meato uretrale) per

Il tampone vaginale in gravidanza

Tra la 34ª e la 36ª settimana di gestazione a tutte le donne in gravidanza è raccomandata l'esecuzione di un tampone vaginale, per individuare l'eventuale presenza dello streptococco beta emolitico del gruppo B. Questo batterio è innocuo per la donna e anche per il feto ma l'infezione, durante il parto, potrebbe trasmettersi al neonato e diventare, in rari casi, sistemica, con gravi conseguenze.
Se il tampone risulta positivo, viene somministrata alla donna un'opportuna terapia antibiotica. Dopo la nascita, il bambino viene comunque sottoposto a un tampone faringeo, per verificare l'assenza dell'infezione; in caso il batterio sia invece presente, il neonato viene a sua volta trattato con gli antibiotici.

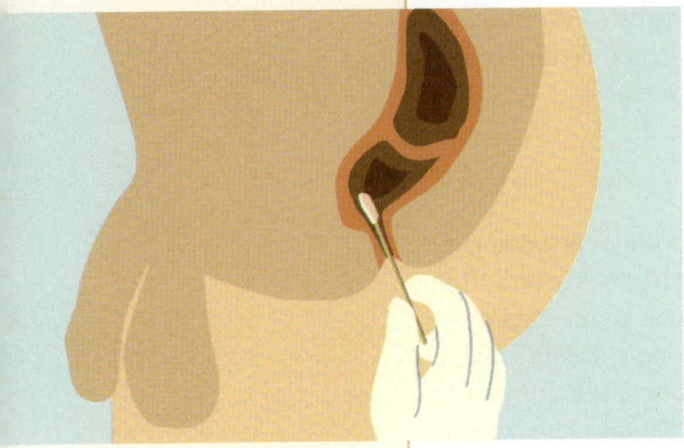

Il tampone rettale viene effettuato per indagare microrganismi responsabili di malattie intestinali

circa 1-2 cm nell'uomo e 1 cm nella donna, e viene strisciato con delicatezza per qualche secondo, in modo da raccogliere un campione sufficiente per l'analisi.

Tampone rettale

Il tampone viene inserito, attraverso l'ano, nel retto, a una profondità di circa 2-3 cm. Il medico lo mantiene all'interno del retto per circa 30 secondi, muovendolo delicatamente per raccogliere il campione (vedi disegno a fianco).

Prima dell'esame

I tamponi vaginale e cervicale non devono essere effettuati durante il ciclo mestruale. Inoltre, nel caso dei tamponi vaginale, cervicale e uretrale, è necessario sospendere un'eventuale terapia antibiotica o antimicotica almeno una settimana prima dell'esame. Nelle 24 ore precedenti l'esame è opportuno evitare i rapporti sessuali, il bagno nella vasca e le terapie vaginali locali con ovuli o candelette.

Per quanto riguarda l'igiene intima, nel caso del tampone vaginale o cervicale, è opportuno evitarla nel giorno dell'esame, mentre per il tampone uretrale è consigliabile usare solo acqua e sapone.

Inoltre è necessario evitare di urinare nelle 3 ore precedenti il tampone uretrale.

Infine, prima di sottoporsi a un tampone faringeo è opportuno sospendere un'eventuale terapia antibiotica a partire da 5 giorni prima dell'esame. Inoltre è consigliabile evitare di usare collutori nelle ore immediatamente precedenti e affrontare l'esame a digiuno.

Dopo l'esame

Si possono riprendere le normali attività senza particolari accorgimenti.

Quali sono i rischi

In generale, i tamponi sono esami indolori che non comportano alcun rischio. Al massimo possono provocare qualche fastidio, in particolare il tampone rettale e quello uretrale nell'uomo.

Il tampone faringeo può provocare conati di vomito a causa della necessità di mantenere la bocca aperta e la lingua abbassata, però la sua durata è solo di qualche secondo.

Come interpretare i risultati

Il valore normale è negativo e indica assenza di infezione. In caso di positività, il referto riporta il nome del germe identificato.

Generalmente è riportato anche l'antibiogramma, una tabella che elenca gli antibiotici di cui è stata valutata l'efficacia, e ai quali il germe può essere sensibile o resistente.

A

B

C

D

E

F

G

H-I

L

M

N-O

P